ダウン症児の赤ちゃん体操

親子で楽しむふれあいケア

推薦の言葉

『ダウン症児の赤ちゃん体操』をはじめて手にしてから10数年になりますが，この度の改訂に際し，診断を受けてまもないご家族に向けて，小児科乳児教室を担当する立場から推薦の言葉を贈りたいと思います．

本書は，ダウン症の子どもたちの特徴をよく捉え，その発育や発達を促すための細やかな配慮がなされています．そして，なによりも素晴らしいのは，たくさんのかわいい子どもたちが体操をしている写真と，お母さんやお父さんたちへの心の支援を大切にしている著者の視点であると思います．

育児や療育に関する書物をどんなに多く読んだとしても，実際，わが子を長い年月にわたってケアしていくことは，たやすいことではありません．途中で，本は手元に置くだけになってしまうことも少なくないでしょう．私たちは6年前，ダウン症児のための小児科乳児教室を始めた当初から，本書をテキストとして使っていますが，お母さん一人では続けにくい体操も，集団でなら続けられること，また続けることがご両親の励みになるということを実感してきました．

さらに本書は，指導を継続していく上で，子どもたちの本来持っている発達の力を信じて作られていますので，私たちスタッフ自身も，ゆっくりではあっても，子どもとご家族の変化を楽しみの一つに数え，頸椎の保護などについては一歩踏み込んで勉強するなど，教室の工夫に夢をふくらませながら，指導を継続していくことができました．なかでも，ダウン症児の特徴である立った時の膝のそり返りや座ったままでの移動などは，できるだけ回避できるように配慮してあげたいものです．

著者の藤田先生は長年，染色体研究の第一線で国の内外を問わず活躍されてきました．さらに，保育や生活指導の分野でも数多くの若い実践家たちを育てられ，現在もご自身で教室を担当される一方，他の染色体

疾患を持つ方々の就業や生活面の指導にも余念がありません．この藤田先生の実践からしっかり学んでいくことの大切さを知る人たちは，全国にたくさんいらっしゃることでしょう．

2000年9月

国立療養所西多賀病院　臨床研究部長・小児科

中井　博史

推薦の言葉

　ダウン症の赤ちゃんの共通した特徴に，筋緊張の弱さがあります．この筋緊張の低下は，運動発達ばかりではなく，哺乳，排便，呼吸の機能などの問題にもつながります．また，赤ちゃんの自己主張（力強く泣いて，親にかまってもらうなど）が十分でなく，親子のふれあいが少なくなりがちです．ダウン症の赤ちゃんにとって，赤ちゃん体操で全身の筋肉鍛錬をバランス良くはかることは，単に運動発達の促進のみならず，全身の健康増進，さらには親子のコミュニケーションにとっても非常に重要なのです．

　本書は，ダウン症の赤ちゃんとご家族が，すぐに体操を実践できるように，具体的にわかりやすくその方法を解説したガイドブックです．内容を見ますと，ダウン症の赤ちゃんの体の特徴の説明に続き，実際に赤ちゃんが進んでいく発達の道筋が，「ゆっくり運動発達ステップ評価法」として，イラストつきでわかりやすく示されています．個人差は当然あるものの，ダウン症の赤ちゃんとしてバランス良く順調に発達していく過程を，将来の見通しを持ちながら，一つ一つ確認していけることは，ご家族が落ち着いて子育てをする助けにもなります．

　そして，中核をなす赤ちゃん体操のプログラムでは，マッサージ，体操レッスン，感覚運動の3つの分野について，体操の方法を大きな写真でわかりやすく解説しています．決して難しい体操ではなく，シンプルで，日々の生活の中で親子がゆったりと取り組める内容が示されており，ダウン症乳幼児の身体発育曲線，染色体異常の遺伝学についても情報が盛り込まれています．

　このように見ていくと，本書がダウン症の赤ちゃんのための育児書であり，母子手帳であることに気付きます．というのも，ダウン症の子どもの成長発達における道筋についても，見通しを持ちながら，実際の子

どもの成長発達と継続的に比較して落ち着いて子育てをすることができ，もし子どもに心配な病気などがあれば，早く気付いてあげることもできるからです．一般の母子手帳では，ダウン症の子どもは標準値からはずれてしまい，落胆したり焦ったりする気持ちにつながりやすいものです．

　本書の根底には，赤ちゃん体操を通して親子のコミュニケーション，親子の愛着が形づくられることの願いが一貫して感じられます．「Ⅵ ダウン症児を家族に迎えて」からは，ダウン症の赤ちゃんとご家族が出会えた喜びのもと，家族の一員として普通に幸せに生活して欲しいと願う藤田弘子先生の気持ちが伝わってきます．

　私は，埼玉県立小児医療センターに来られる，毎年約60人のダウン症の赤ちゃんと暮らすご家族に本書をおすすめし，ご家庭で，そして外来診療で活用しています．本書が，ダウン症の赤ちゃんがご家庭で温かく育まれていくための育児書として活用されることを心から希望します．

2000年9月

埼玉県立小児医療センター・遺伝科

大橋　博文

ダウン症児の赤ちゃん体操
親子で楽しむふれあいケア

CONTENTS

推薦の言葉　2

I　ダウン症児のからだ　……………………………… 11
1　ダウン症乳児に共通する症状とその手当て　12
2　筋緊張が弱いために生じる乳児期の特異な姿勢と動作異常　15
❖筋緊張が弱い児と赤ちゃん体操で改善した児との姿勢の違い　**15**
3　年長になって気付かれる関節変形とその予防　19

II　ゆっくり運動発達ステップ評価法　………………… 21
1　評価法の特徴　22
2　ステップ評価は4つの姿勢で観察　23
3　ゆっくり運動発達ステップ評価表について　24
4　ステップ評価をするときの環境　26
❖ゆっくり運動発達ステップ評価表　**28**

- ステップ①　標準月齢3ヵ月　30
- ステップ②　標準月齢6ヵ月　32
- ステップ③　標準月齢8ヵ月　34
- ステップ④　標準月齢10ヵ月　36
- ステップ⑤　標準月齢12ヵ月　38
- ステップ⑥　標準月齢14ヵ月　40
- ステップ⑦　標準月齢16ヵ月　42

ステップ ⑧　標準月齢18カ月　44
ステップ ⑨　標準月齢20カ月　46

Ⅲ さぁ，体操を始めましょう! …………………… 49

1. 体操プログラムの目的　50
2. 体操プログラムの構成　51
3. 赤ちゃん体操の実施にあたって　53

❖体操プログラム一覧表　56

Ⓐ マッサージ

1. 顔のマッサージ　58
2. 腕のマッサージ　59
3. 脚のマッサージ　60
4. 足指の反射運動　61
5. 腹部のマッサージ　62
6. 背中のマッサージ　63
7. 脚のもみ上げマッサージ　64
8. 土踏まずのマッサージ　65
9. 背中トントン　66

Ⓑ 体操レッスン

レッスン 1	空中腹這い／手遊び・足遊び／腰をねじり側方へ／頭を右に，左に 67
レッスン 2	両腕の交差／足裏を床に／手を持って寝返り／猫のポーズ 72
レッスン 3	腕の屈伸／膝の屈伸／背をそらす／片手におもちゃ 77
レッスン 4	両腕を回す／膝に座らせ足裏を床に／手を持って座る／腕立て 82
レッスン 5	船のへさき／歩くように膝の屈伸／横座り／カエル泳ぎ 87
レッスン 6	手を前に，上に／立ち抱き／椅子で遊ぶ／四つ這いポーズ 92
レッスン 7	鳥のポーズ／立たせてゆらゆら／棒引きで座る／トンネルくぐり 97
レッスン 8	椅子から立つ／腰で支え歩き／おしゃがみ／障害物を越える 102
レッスン 9	空中鉄棒／手押し車／一人立ち完成／腹這い完成 107

Ⓒ 感覚運動

レッスン 1	向き合い話しかける 112
レッスン 2	おもちゃを目で追う 114
レッスン 3	おもちゃへ手を伸ばす／積み木に触れる 115
レッスン 4	おもちゃを注視して触れる／積み木をつかむ 117
レッスン 5	両手に積み木 119
レッスン 6	両手の積み木を打ち合わす 120
レッスン 7	積み木をコップから出し入れ 121
レッスン 8	積み木を2つ積む 122
レッスン 9	ボーロつまみ 123

Ⅳ からだの発育 ……………………………… 125

1 身体発育曲線とは　126

❖ ダウン症男児身体発育曲線と計測値　**127**

❖ ダウン症女児身体発育曲線と計測値　**130**

Ⅴ 染色体異常の医学 ……………………………… 133

1 染色体異常は染色体不分離で起こります　134

2 染色体異常はなぜ起こるのでしょう　135

3 ダウン症の染色体診断―標準型21トリソミーと転座型21トリソミー　135

Ⅵ ダウン症児を家族に迎えて ……………………………… 139

1 ダウン症の赤ちゃんが生まれた　140

2 M子の母親がたどった心の軌跡　141

3 障害児受容の道筋　142

あとがき　144

赤ちゃん体操に関するホームページ：「赤ちゃん体操教室OB会」
http://y7.net/akatyan-taiso

I
ダウン症児のからだ

1 ダウン症乳児に共通する症状とその手当て

筋肉や靭帯の緊張が弱い

　ダウン症の場合，筋緊張の弱いことが，生まれてのちにさまざまな関節の変形や動作の異常をもたらす原因になっています．とくに屈筋の働きが弱く，自然にまかせると四肢を曲げず，関節を伸ばしたままの姿勢を保つことを好みます．そのため関節の靭帯も伸びたままで日々が過ぎていきます．

　寝返りやはいはいのように，姿勢を変えたり移動するとき，四肢は能率の悪い動きになります（p.15～18の写真参照）．以前は，これがダウン症の特徴とされていました．

日常のひと工夫で普通の赤ちゃんと同じ姿勢や動作を獲得します

　ダウン症乳児のからだは，神経に麻痺はなく正常に機能していますから，屈筋を動かす工夫をして伸筋と屈筋のバランスをとり，関節を正しく使う機会を与えることで，普通の赤ちゃんと同じ姿勢や動作ができるようになります．

　近年，ダウン症乳児の運動機能を良くする方法が，さまざまな療育機関で工夫され実施されています．私たちも，長年ダウン症乳児と親たちの協力を得て，試行錯誤を重ねつつ療育方法を体系づけてきました．重要なことは，悪い姿勢を矯正するのではなく，日常生活の動きを正しく身につけさせる工夫をすることです．

　本書は，あお向きに寝かせると手足を動かして自発的にずり移動するようになる頃（3カ月）から歩き始めるまでの乳児期を対象に，運動発達ステップが順調に進むように「赤ちゃん体操」を提供します．

歩き始める月齢には個人差があります

　赤ちゃん体操教室で療育する赤ちゃんの大半は，"四つ這い18カ月"

"一人歩き24カ月"で歩き始めます．教室では，早く歩くようになることより，良い姿勢や動作を身につけることに重点をおきます．乳児期に心臓など合併症の手術を受けたり，感染症にかかるなどで安静の必要なこともあり，到達月齢にこだわらないで，赤ちゃんの健康状態に見合った関わりをすることが大切です．

皮膚のたるみや腹部が大きいこと

　頸(くび)のまわりにつまみ上げられるほどの皮膚のたるみがあり，手首や足首にもたるんだ皮膚が見られます．また，おなかは大きく，泣くとみぞおちからおへその下まで細長く膨れ出ることに気付きます．これは腸の筋肉も弛緩しているので空気がたまり，左右の腹筋のすきまに腹圧がかかるためです．腸の動きが不活発で便秘になりがちです．

　こうした症状は，マッサージにより腸に刺激を与えることで，かなり改善されます．効果的なマッサージのやり方は，本書の体操プログラムに盛り込まれています．

感情表現に乏しい顔

　ダウン症乳児は寝かせておくと，いつまでもおとなしくしている育てやすい子と言われています．しかし，それは赤ちゃんにとって決して良いことではありません．周囲が積極的に関わると，表情は見違えるほど良くなります．

　赤ちゃんは，話しかけられて笑ったり，泣いて要求を表現したとき，すぐに心地良い返答が得られると，自分から反応するようになります．さらに離乳食を適宜進めて，「もぐもぐ」「かみかみ」「飲み込み」などの経験をさせることで，顔の筋肉も適度に運動し表情が豊かになります．感情の交流は，皮膚を通しての接触でも効果があり，赤ちゃん体操には，顔を含む全身をやさしくなでるマッサージが配してあります．

小さい手指，しかし機能は正常です

　からだの割に手足が小さく，とくに短い小指が目立ちます．しかし，これらによって手の機能に支障をきたすことはなく，気にする必要はありません．まれに指の皮膚の一部分がくっついた合指症を伴うことがありますが，これも発育状態を見ながら適当な時期に手術を受けると，きれいに整形することができ問題はありません．

複数の合併症を持つことがあります

　乳児期に手術の必要なおもな病気は，心臓病と消化器の狭窄です．約半数の赤ちゃんは，新生児期に先天性心臓病を指摘されますが，そのうち半数は自然に治ったり，投薬だけで治る場合もあります．

　また，血液や甲状腺の異常，感染症，痙攣発作などで，一定期間入院や治療を必要とする赤ちゃんも少なくありません．どんな病気でも絶対安静が必要な期間は，そう長くはありませんから，かかりつけ医と相談しながら，赤ちゃん体操にとり組むことができます．

聴力障害を見逃さないこと

　聴力は，乳児期に飛躍的に発達します．そのためには適当な音刺激が必要です．常に赤ちゃんに声をかけて，あやしてあげましょう．また，ダウン症の赤ちゃんは外耳道が細いため，耳垢でふさがったり，中耳炎にかかり音がさえぎられる傾向にあるので，耳鼻科で定期的に耳垢をとってもらうなど，診察を受け予防に努めてください．

　まれに，聴神経障害による高度難聴を伴うこともありますが，補聴器を使うことで改善できます．聞こえの悪いことに気付いたら，すぐ専門家の指導を受けるように心がけてください．

　注：〈ステップ6　座位でふり向く〉（p.40，41）を参照のこと．

2 筋緊張が弱いために生じる乳児期の特異な姿勢と動作異常

乳児期に出やすい特異な姿勢と動作異常

乳児が，座位，腹這い，立位などの運動機能を獲得する過程で，筋緊張が弱いために生じる不適当な動きを繰り返すうちに，しばしば関節変形や動作異常が固定してしまいます．これらは，学童期以降の運動機能にさまざまな問題を残すことさえあります．ここでは，乳児期の特異な姿勢や動作を写真で示し，赤ちゃん体操で改善した子どもの姿勢と対比します．

❖筋緊張が弱い児と赤ちゃん体操で改善した児との姿勢の違い

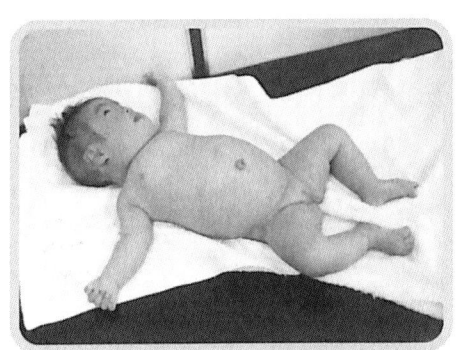 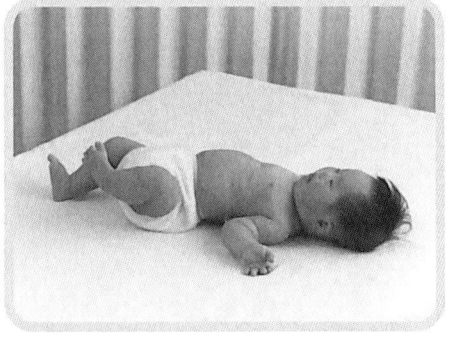

筋緊張が弱い児の「あお向き姿勢」
両腕を伸ばし，肩から手首まで床につける．脚は股関節と膝関節で曲げているが，側面全体を床につける（蛙肢位）．からだも背中全体すき間なく床に触れ，とくにおなかは両側が垂れ下がり，床に触れる面積が大きい．全体に動きが少なく，屈筋の緊張が弱い．

筋緊張が比較的良い児の「あお向き姿勢」
肘を曲げ肘から下がわずかに上がり，指先を軽く床につける．脚は膝を曲げて持ち上げ，足関節は直角に曲げている．背中は頸と腰部のあたりで床から離れ，わずかにＳ状彎曲の形成が見られる．

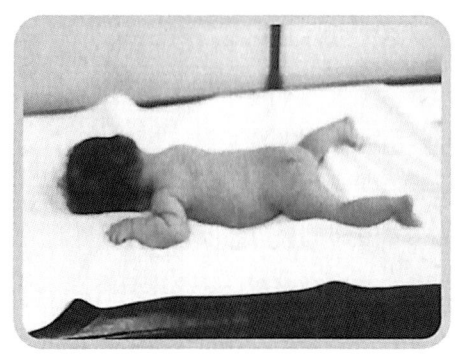

筋緊張が弱い児の「腹這い姿勢」
顔を右に向け左ほおを床につける．股と膝の関節は伸展させ，からだ全体が床についている．（左腕を屈曲しているのは，ATNR 原始反射によるものと思われる．）

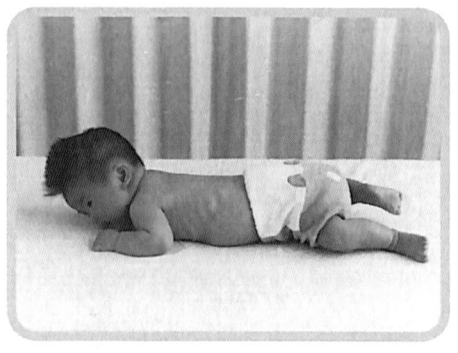

筋緊張が比較的良い児の「腹這い姿勢」
顔は正面に向け，肘関節を曲げ，上腕（肘から上）は脇の下が床から離れている．脚は股関節，膝関節ともよく屈曲している．

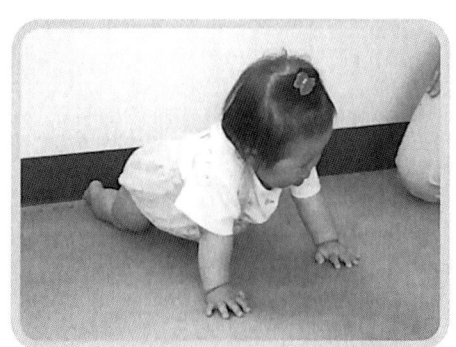

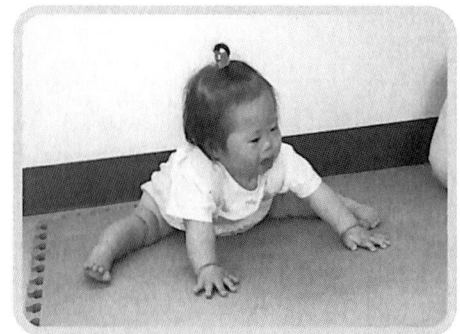

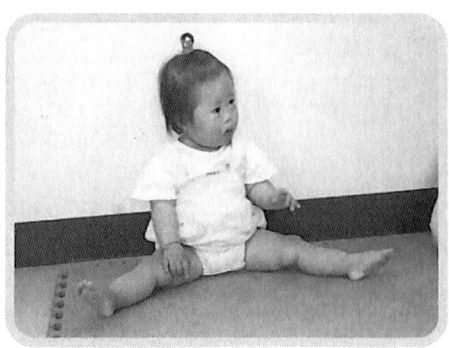

膝曲げができない児の「腹這いから座位へ」
腹這いから座位になるとき，両手で上半身を支え，それから両脚を伸ばしてコンパス状に床上に弧を描いて斜め前に持ってくる．それから手を離して座る．

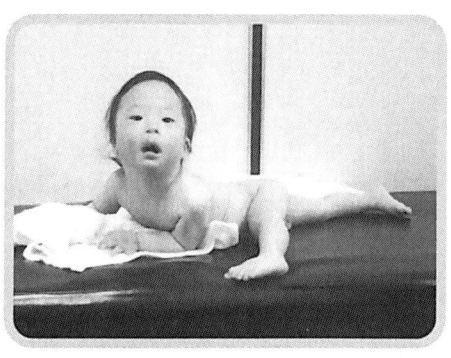

筋緊張が弱い児の「ずり這い」
前腕で支え，頭は垂直に持ち上げるが，胸下半分から足先まで床につけている．膝を伸ばし股関節を支点に半円を描き，足の親指側面で踏ん張り，コンパス型のはいはいをする．

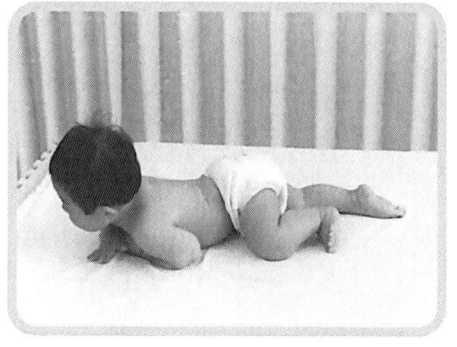

赤ちゃん体操で改善した児の「ずり這い」
腕の力でずり這いし，すでに右手左膝の交互運動が始まっている．

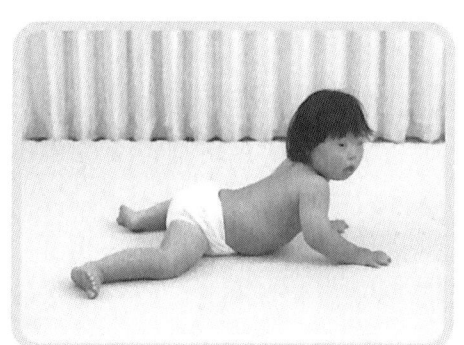

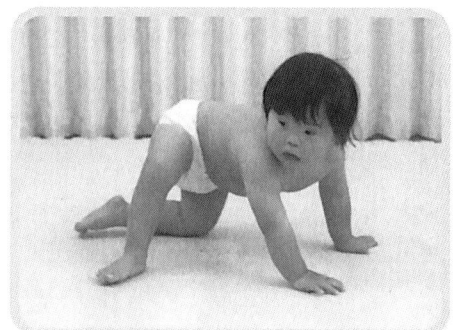

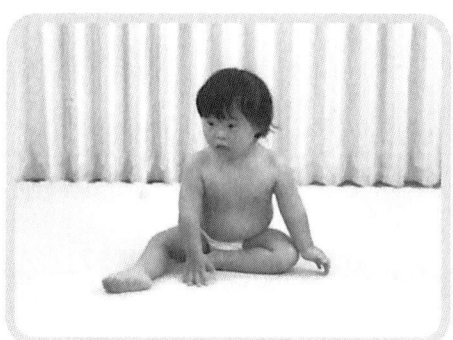

赤ちゃん体操で改善した児の「腹這いから座位へ」
腹這いで片側の足裏を床につけ，膝を曲げてお尻を持ち上げ，反対の脚は膝を曲げたまま前に引き出し，お尻を床に下ろして座る．

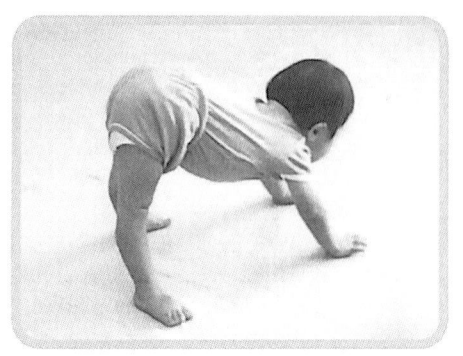

筋緊張が弱い児の「四つ這い」
腕も脚も過伸展してつっぱり，お尻を高く持ち上げた姿勢をとる．前進するときでさえ膝は伸展したまま右手右足が同時に動き，左右交互運動が見られない．

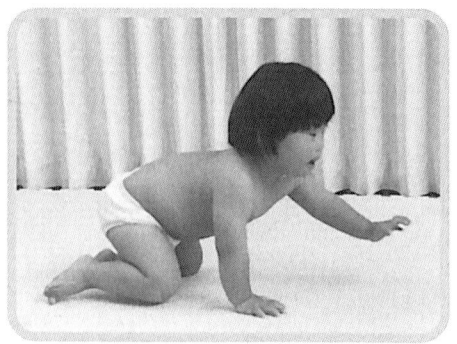

赤ちゃん体操で改善した児の「四つ這い」
膝から下を床につけた四つ這いで腹部を持ち上げ，左手右膝，右手左膝の交互運動により前進する．

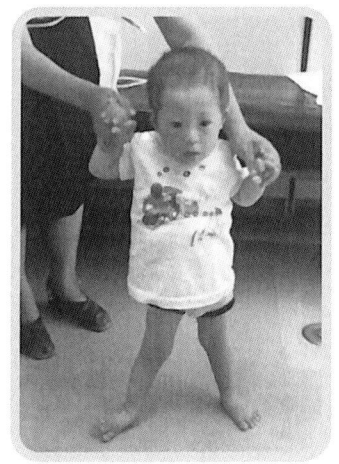

筋緊張が弱い児の「両手を支えられて立つ」
左右の足間は，指先で広がる八の字になり，足裏は小指側を床から浮かして踏ん張る．膝関節は後方に押されて過伸展する（反張膝）．このまま歩行を続けると，足関節の外がえしと脊柱後彎（猫背）を助長する．

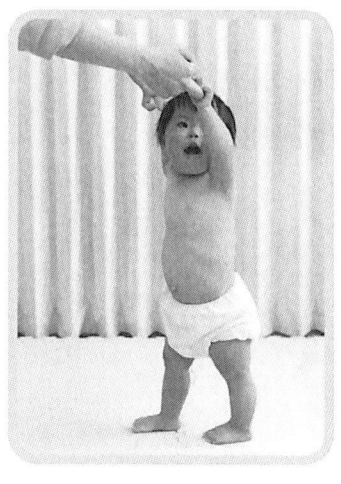

赤ちゃん体操で改善した児の「両手を支えられて立つ」
左右の足は平行で足裏全体が床につき，膝はまっすぐに伸びる．背骨はＳ字状で体重の中心は足指の付け根に落ちる．

3 年長になって気付かれる関節変形とその予防

斜頸(しゃけい)

乳児期にはあまり気にされないのですが，小学校に入る頃，ランドセルをかけたりすると目立つようになり問題にされます．この時点での治療は容易ではないので，乳児期からよく観察し，あお向き，あるいは腹這い姿勢でいつも一方向ばかり向くときは，〈体操レッスン1-4　頭を右に，左に〉(p.71)を良くなるまで続けてください．

足関節外転と外反足

歩き始めると，足裏の小指側がそり上がって床につかないことに気付きます．この時点では，土踏まずを高くしたりして，足に合った補強靴を，整形外科あるいは専門の靴店で購入すると緩和されます．

本書の体操では，乳児初期からの足関節の運動や，足裏を平らに床につけるレッスンが効果的に配置してあり，予防の役割を果たしています．

脊柱後彎(せきちゅうこうわん)（猫背）

小学高学年から中学にかけて，身長の急伸期があり，その頃からの脊柱の後方彎曲(わんきょく)が気になることがあります．その場合，正座ができなかったり，マラソンが苦手になります．その原因はいろいろありますが，背筋が弱い，膝関節反張，足関節変形といった乳児期にできた複数の関節変形を持ち越していることがあります．膝の屈伸，背筋の強化など，その時点で始めると改善されるでしょう．乳児期からの予防には，体操レッスン全体が必要です．

関連論文・著書

1) 藤田弘子：ダウン症候群—染色体核型とその臨床像—. 綜合臨床18, 66-73, 1969
2) 藤田弘子：ダウン症児の赤ちゃん体操. ブラザー・ジョルダン社, 1984
3) 杉田穏子, 藤田弘子：ダウン症乳児の運動発達を阻害する要因の検索—健康条件—. 大阪市立大学生活科学部紀要34, 231-240, 1986
4) 藤田弘子：ダウン症候群に対するEwing聴力スクリーニングの有効性について. 日児誌91, 502, 1987
5) 藤田弘子：ダウン症児の育児学. 同朋舎, 1989

II

ゆっくり
運動発達ステップ評価法

1 評価法の特徴

ゆっくりした発達テンポ

　ここで使用している発達評価法は，ゆっくり発達する赤ちゃんに使いやすいようにステップを細かく分けています．

　ダウン症乳児は普通の赤ちゃんにくらべ，一人歩きを獲得するのに約2倍の期間が必要です．発達のテンポがゆっくりしている赤ちゃんを育てるときは，一つの行動ができるようになるまでの過程をつぶさに観察し，質的な変化にもよく注意していきたいものです．

　たとえば，ひとくちに「お座りができた」と言っても，背中を丸くして手をついたお座りから，背中をピンと伸ばし，からだを自由自在に回してふり向いたり，横のものを取ったりできる安定したお座りに到達するまでというように，細かい進歩の連続があります．

発達の質に注目

　運動発達ステップの到達は，早さより，むしろ獲得する動作の質が重要です．質を高めるためには，発達途上で身につける関節の動きや，はいはい，お座りなど，基本になる動作がきちんとできているかどうか観察しなければなりません．

　もし不完全であったり異常姿勢が見られたら，適切な手助けが必要です．本書では，たくさんのダウン症乳児を観察して見つけた手助けの方法を，「赤ちゃん体操」に示しています．

　「赤ちゃん体操」は運動発達ステップに連動していますから，ステップの時期が合わないと良い効果が得られません．したがって，発達評価をして，今の赤ちゃんに合った運動発達ステップを見つけ，その日の体操レッスンを決めます．それを効果的にするには熟練者の手助けが必要です．

　発達評価法は，複数の実施者が一人の赤ちゃんを見て，同じ結果が得

られるような客観性と信頼性の高いものでなければなりません．この評価法は「ミュンヘン機能的発達診断法」をはじめ，国内外で研究された乳児発達の診断法に学びつつ，私たちの20余年におよぶダウン症乳児の観察から，この「ゆっくり運動発達ステップ評価法」（略：ステップ評価）に発展させたものです．

ステップ評価は毎月1回のペースで

ゆっくり発達する赤ちゃんの変化は，1～2カ月かけて獲得できる発達に観察のポイントをおいています．そこから導かれた体操レッスンを選び，1カ月かけて家庭で毎日，繰り返し体操レッスンを実施して，次のステップを目指します．

2 ステップ評価は4つの姿勢で観察

ステップ評価は，「座位姿勢」，「立位姿勢」，「姿勢を変える」，「腹這い姿勢」の4つの流れで観察します．

座位姿勢

抱くと首がぐらぐらしている状態での座位観察は，まだ早すぎます．座位をとらせ，ちょっと（30秒間）頭をまっすぐ保てる6カ月頃から始めます．背骨がS状彎曲を形づくり，脚を床にゆったり伸ばし，自由にからだを回しても倒れないバランスが得られたら，座位姿勢は完成です．

立位姿勢

立位は歩行獲得の第一段階です．生後3カ月間は，支えられて足裏を床につけると反射的に立位をとりますが，脳の成熟とともに，反射が消えて足を浮かせるようになり，それから改めて，立位の連続的な発達が

始まります．したがって，〈ステップ5　両手を支えて立つ〉（p.38, 39）の両手を支えられると足裏全体が床につき，しばらく体重を支えることができる状態が立位姿勢の始まりです．

　つかまり立ちを繰り返すと踏ん張りが強くなり，やがて体重を左右の足に移し換えることができ，支え歩きを始めます．補助なしに床から一人で立ち上がることができれば，立位姿勢は完成です．そのためには，次の「姿勢を変える」の各ステップを正確に通過していなければなりません．

姿勢を変える

　ここでは，あお向き，腹這い，座位，立位をスムーズに変える状態を観察します．寝返り，座位から腹這い，腹這いから座位，座位から立位が含まれます．これらは，からだをひねったり，関節をうまく使えるようにならないと，良い動作が得られません．筋緊張の弱い赤ちゃんの苦手な動作ですが，赤ちゃん体操はこれを助けます．

腹這い姿勢

　腹這い姿勢の観察ポイントは，床面に対して頭を持ち上げる角度はどうか，おもなからだの支持部位はどこか，そして移動の仕方，這い姿勢で膝を曲げているか，両手・両膝を左右交互に使ってリズミカルな動作で這うかなどです．立位がとれるようになっても，しばらくの間，腹這い移動をさせると，脚，腰が強くなり，ある日突然，一人歩きを始めます．

③ ゆっくり運動発達ステップ評価表について

ステップ評価表の目標

　観察は，系統的で短時間にできるように，乳児期に身につけるおもな4つの姿勢に区分しました．それぞれ9つのステップから構成され，図

と説明の一覧表（p.28, 29）になっています．

　ゆっくりでも大きなつまずきなしに，個人のペースに合ったステップを歩んでいるかどうか確かめます．これら4つの姿勢のステップは，ほぼ並行して進むように配してありますが，個人差があります．たとえば，座位と立位が極端に遅れる場合は，循環器などの体力を消耗する合併症を見落としていないか，専門医の診察を受ける必要があります．

　「Ⅰ　ダウン症児のからだ」（p.11～19）で見てきた動作異常や関節変形が出ていないか，ゆっくり運動発達ステップ評価表と照らし合わせてよく観察し，徴候があれば，問題点を改善する体操レッスンを強化するなどして予防に努めましょう．

ステップの標準到達月齢

　4つの姿勢の中で，到達月齢の個人差が比較的少ないのは腹這いです．寝返りができるようになると，親の手を借りなくても自分でなんとか移動することが可能です．しかし，残る3つの姿勢のステップを進めるためには，養育者の手助けが必要であり，赤ちゃん自身の健康状態や，保育環境に左右されます．

　赤ちゃん体操教室に参加したダウン症乳児（300人，心疾患合併率50％）の資料から，半数（50％）と大半（90％）が発達評価プラスになる月齢を調査した結果を表1に示しました．「ゆっくり運動発達ステップ評価表」の標準月齢は，これを基準にしています．

表1 運動発達ステップ到達月齢（50％，90％）

	ステップ		1		2		3		4		5		6		7		8		9	
	パーセント(%)		50	90	50	90	50	90	50	90	50	90	50	90	50	90	50	90	50	90
到達月齢	座位姿勢	ダウン症			6	10	8	11	10	13	11	18			14	20	14	22		
		一般			4		6		7		8				9		9			
	立位姿勢	ダウン症			6	10	8	14			11	17	13	20	17	21	17	21	20	22
		一般			4						8		9		9		9		11	
	姿勢を変える	ダウン症	3	7	4	8	8	11	8	11	10	16	13	19	15	19	16	22	21	25
		一般					4		5		8		9		9		10		11	
	腹這い姿勢	ダウン症	3	7	6	9	7	10	9	12	11	14	13	17	15	19	17	20		
		一般			5		5		6		7		8		9		10			

ダウン症乳児：榎本弘子，藤田弘子他：ダウン症乳児の運動発達．大阪市立大学生活科学部紀要31，283-291，1983
一般児：藤田弘子他：ミュンヘン機能的発達診断法を使用した正常乳児の粗大運動発達里程．小児保健研究47，14-22，1988

4 ステップ評価をするときの環境

部屋の準備

　赤ちゃんを観察するときは，おむつを当てたパンツだけにしますので，部屋の温度調節が大切です．

　ステップ前半は，床上よりも観察台（大きめの机）にクッション性のあるマットを置き，観察者は台の前に立って実施するのが適当です．つかまり立ちや腹這い移動が始まる〈ステップ5〉から後は，床上にマットを敷いて観察します．

　ステップ評価の結果は，4つの領域それぞれについて記録し，体操レッスンを選択する目安にします．

赤ちゃんの状態

　運動させる最も良い時間は，授乳後30分から1時間ぐらいです．目覚めていて機嫌が良く，実施者も気持ちにゆとりのあるときが最適です．

赤ちゃんの機嫌や体調はステップ評価に影響しやすいので，指導者が実施する場合でも家族が見守るか，あるいは家族が支えたり，姿勢を変えたりして，指導者は観察する立場をとるのが適当な場合もあります．
　赤ちゃんの月齢に関係なく，腹這い，座位，立位をとらせ，それぞれ表と比較して適応するステップを見つけ，加えて問題点をチェックします．

ステップ評価実施の開始の時期
　赤ちゃんを抱いてお乳を飲ませたり，おむつを換えたり，だんだん赤ちゃんの扱いに慣れた頃ですね．ここでは，お母さんから距離をおいて，あお向きや腹這いの赤ちゃんを観察してください．首がぐらぐらしているうちは，座らせたり，立たせたり，からだを垂直に支えるのはひかえましょう．

❖ ゆっくり運動発達ステップ評価表

ステップ	1	2	3	4
座位姿勢		座位支え 上腕を持って起こし座位に支えると頭を垂直に30秒間保つ。	首がすわる（定頸） 上腕を持ち体を前後左右45度に傾けても頭だけ垂直に保つ。	手をついて座る 手を前につかせて座位姿勢を取らせると、5秒間保つ。
立位姿勢	反射で立つ（観察不要） 脇を支え足を床につけると、膝と股関節を伸ばして立つ。	脚を曲げ浮かす 脇を支え足を床につけても、脚を曲げ足裏を浮かす。	つま先立ち 向き合って脇を支えると、膝を伸ばし、つま先で立つ。	膝の上ではねる 脇を支え膝上で弾ませると、踊るように体を上下する。
姿勢を変える	あお向き姿勢 顔は真上を向き、自発的にずり移動する。（斜頸に注意）	横向きへ あお向きから自発的に横向きになる。（おもちゃで誘導）	腰ひねり寝返り あお向き→腹這い→あお向きが、自発的にできる。	45度に引き起こす 親指を握らせ45度に引き起こす。あごを引き膝を強く曲げる。
腹這い姿勢	胸支持 顔は正面に向け、ときどき頭を持ち上げる。（斜頸に注意）	前腕支持で頭は45度 胸から上を、床と45度まで上げて1分間保つ。（左右対称）	肘支持で頭は垂直 腕を直角に曲げ、頭は垂直に長時間保持できる。	手のひら支持 肘を伸ばして、体は開いた手のひらと腰で支える。
標準月齢	3カ月	6カ月	8カ月	10カ月

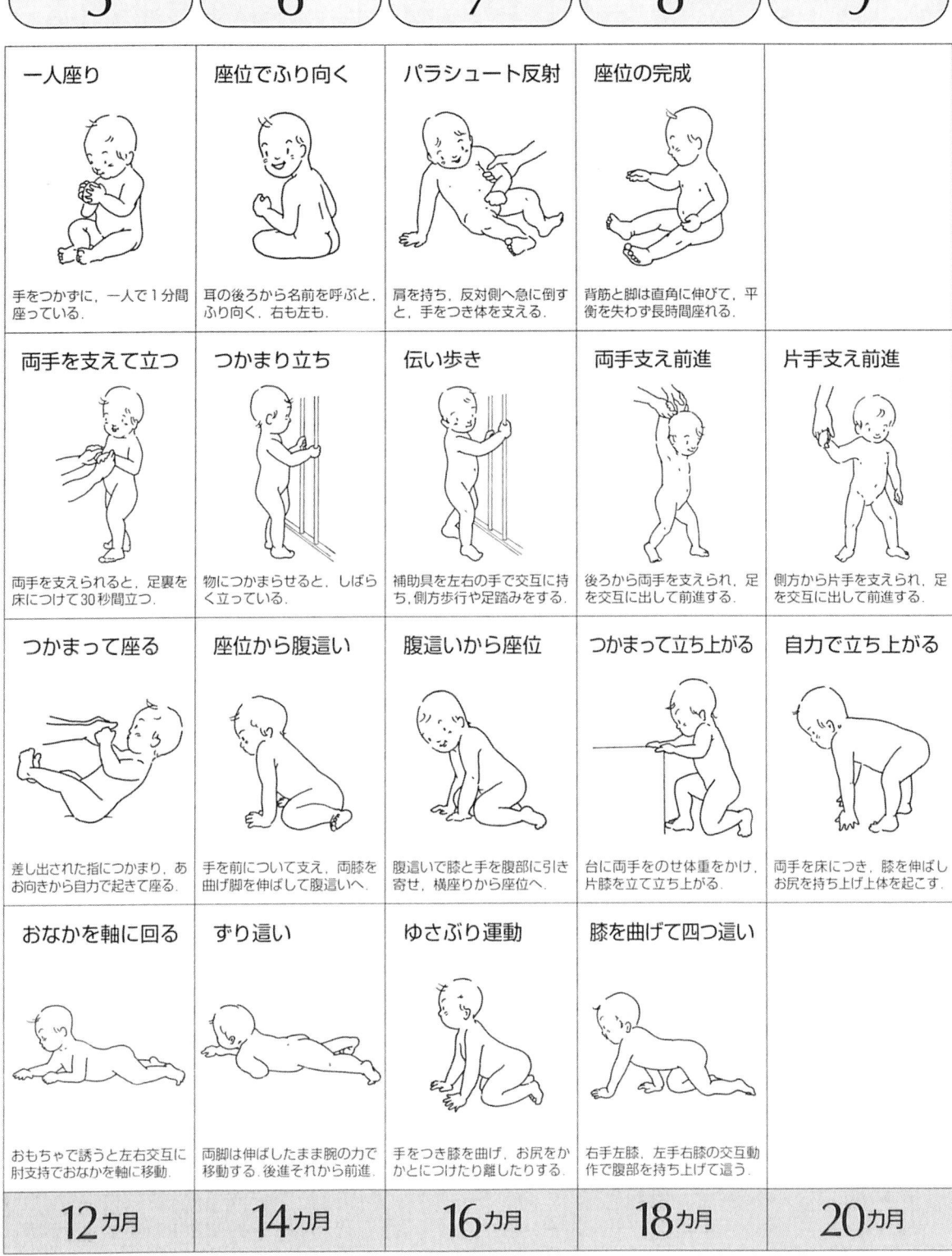

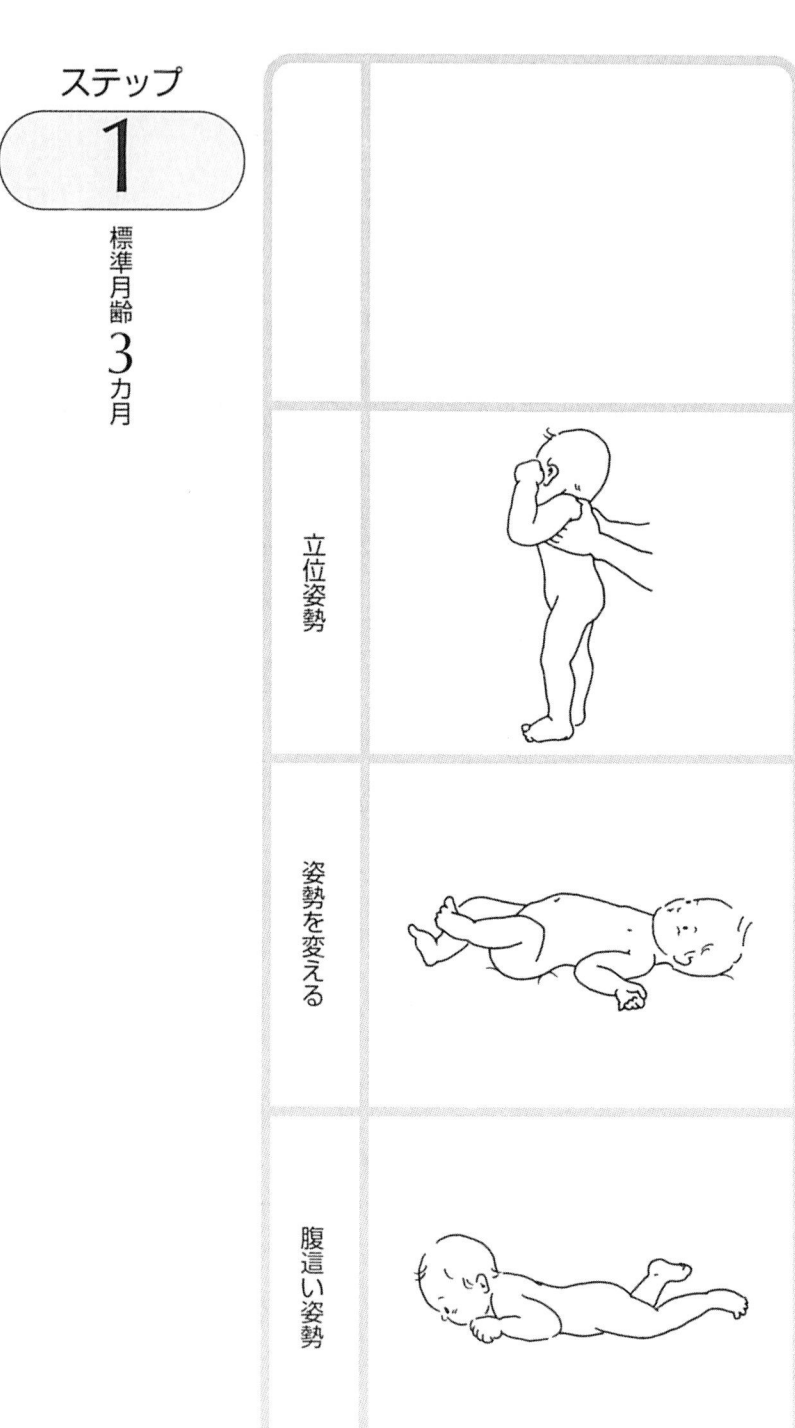

反射で立つ（観察不要）

　生まれてから3カ月頃までは，からだを垂直に支え足裏を床につけると，反射的に全身を伸ばして立つ習性があり，これを「反射的立位反応」と言います．また，その状態でからだを少し前に倒すと，2～3歩自動的に歩行する「反射性歩行」が見られます．脳の成熟度が高まるとともにこの反射は消失し，床に踏ん張らなくなります．

注：これは首がすわる以前にみられる反射ですから，実施の必要はありません．正常な発達の過程に見られる反応であることを念頭においてください．

あお向き姿勢

　あお向きに寝かせると，ときどき顔をまっすぐに向けますか？　いつも右向き，あるいは左ばかり向くときは，後頭部にゆがみがないか調べて，評価記録の〈斜頸に注意〉のチェックをしておきましょう．

　手足の動きが活発になると，あお向き姿勢のまま回旋したり，前進したり，自発的にずり移動します．

胸支持

　腹這いにすると，からだはおもに胸で支え，脚は膝を伸ばし，新生児のようにおなかの下に膝を引き込まなくなります．

　肘を曲げて両手は顔の両横に置き，頭を少し持ち上げ，顔は正面に向きます．

注：いつも同じ方向で横を向き，顔の向く側の腕を伸ばし，左右非対称になるときは，両肘を曲げさせ，正面を向かせます．

ステップ **2** 標準月齢 **6**カ月

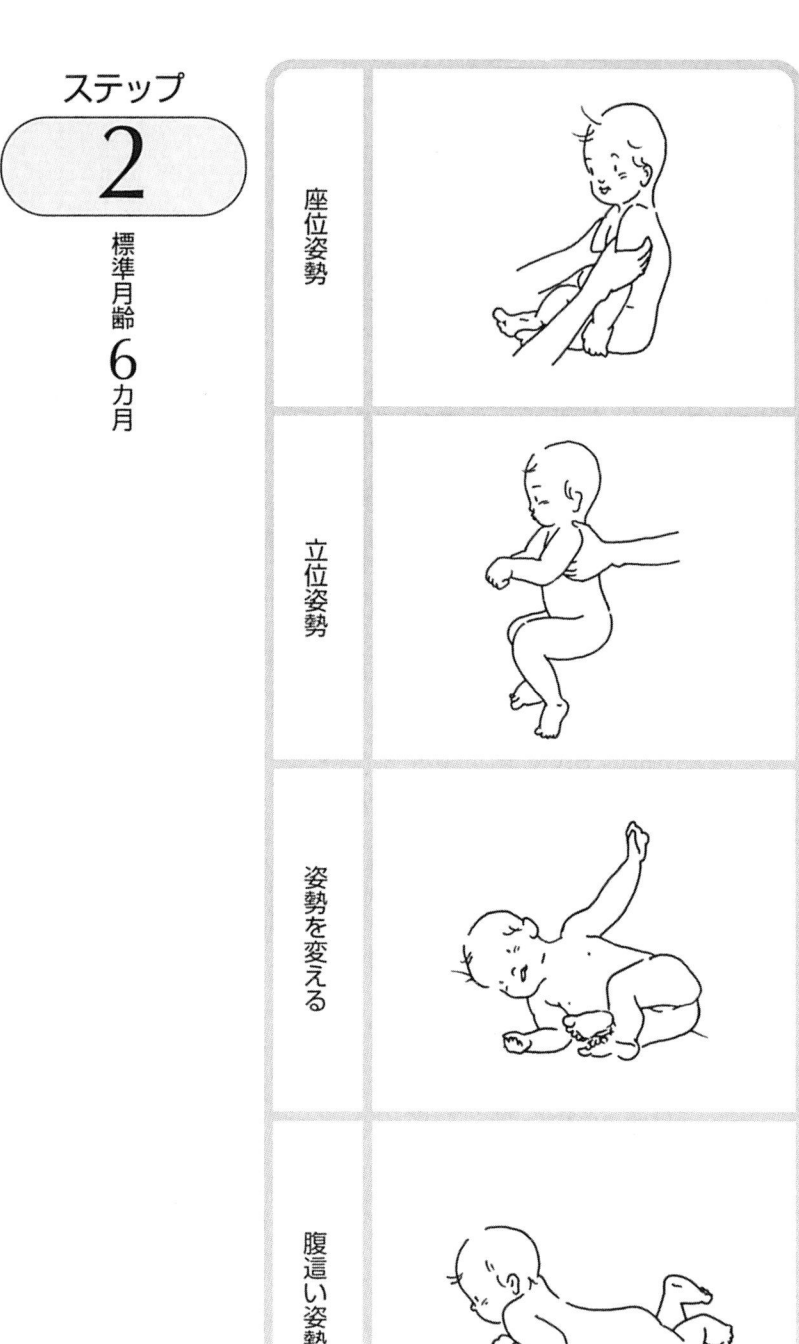

座位姿勢

立位姿勢

姿勢を変える

腹這い姿勢

座位支え

あお向き姿勢にして，両上腕（肘から上）を軽く外転させてつかみ，ゆっくりと起こして座らせます．赤ちゃんが，バランスをとりながら頭を30秒間垂直に保つことができれば，〈ステップ2〉は達成です．

注：うつむき加減のときは，正面から名前を呼んだり，おもちゃで誘って，頭を上げるかどうか観察します．反応しないときは，速やかにあお向きに戻します．

脚を曲げ浮かす

腹這いで後ろから両脇を支え，からだを垂直に持ち上げると，顔はまっすぐ正面を向きます．そのまま床に立たせようとしても，両脚は屈曲したままで，足裏を床から浮かします．

注：「反射的立位反応」は消失していますが，〈ステップ5〉の「立位反応」が出るまでの中間的な状態で「生理的起立不能」とも言われ，2～3カ月ぐらい続きます．ダウン症の赤ちゃんは，とくにこの時期が長くなりやすいので，足裏を床につける体操で，次のステップへ促進させます．

横向きへ

あお向きに寝かしておくと，自分で横向きになったり，あお向きに戻ったりして，姿勢を変えることができます．

注：観察時に横向きが出ないときは，おもちゃを見せて横向きに誘導させます．あるいは家でできたか，聞いてみましょう．

前腕支持で頭は45度

頭を床から45度持ち上げて，1分間保つことができます．からだは，おもに前腕で支えます．

注：片腕を伸ばし，曲げた腕の方へからだを傾けていませんか？ こんなときは，両腕を左右対称にして，正しい姿勢をとるように練習させましょう．

ステップ **3** 標準月齢 **8**カ月

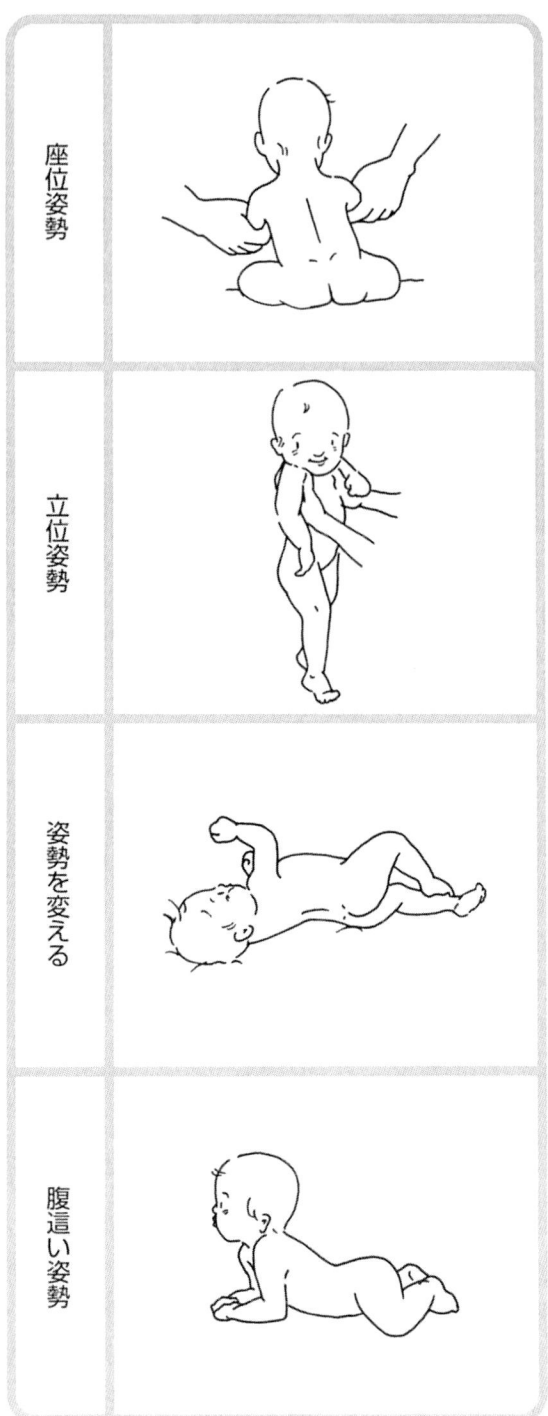

座位姿勢

立位姿勢

姿勢を変える

腹這い姿勢

首がすわる（定頸）

向き合って上腕（肘から上）を持って座位に保ちます．それから上半身を台面と45度まで横に傾けたとき，頭は垂直の位置に残ります．同じように反対側，前，後ろに傾けても頭だけ垂直に残っていると，開眼での頭位コントロールが獲得され，首がすわったと判定できます（視性立ち直り反射）．

つま先立ち

向き合い，両脇を持って，からだを垂直に支えて足を床に触れさせると，膝を伸ばしてつま先で立ち，やがて足裏全体で立つようになります．

注：立ち始めの頃は，股関節が十分伸びず腰を後ろに引き，上半身を前に倒していますが，足裏全体を床につけるようになると全身が垂直になります．

腰ひねり寝返り

あお向きから腹這い：あお向きで腰をひねり，まず下半身が寝返ります．骨盤部にねじれ運動が起こり上半身も寝返ります．

腹這いからあお向き：上半身が先に寝返り，ねじれ運動で下半身が寝返ります．

注：一人でできないときは，前上方からおもちゃを見せて斜め上方に動かすと，赤ちゃんはこれを目で追い，頭が回転して寝返りを導くことができます．

肘支持で頭は垂直

腹這いで両肘とおなかで支え，胸は床から離れて頭は垂直になります．上腕（肘から上）と前腕（肘から下）の角度が少なくとも90度になり，安定してしばらくこの姿勢を保ちます．

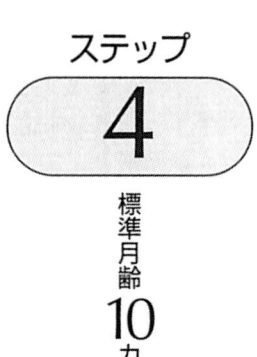

ステップ **4** 標準月齢 **10**カ月

座位姿勢	
立位姿勢	
姿勢を変える	
腹這い姿勢	

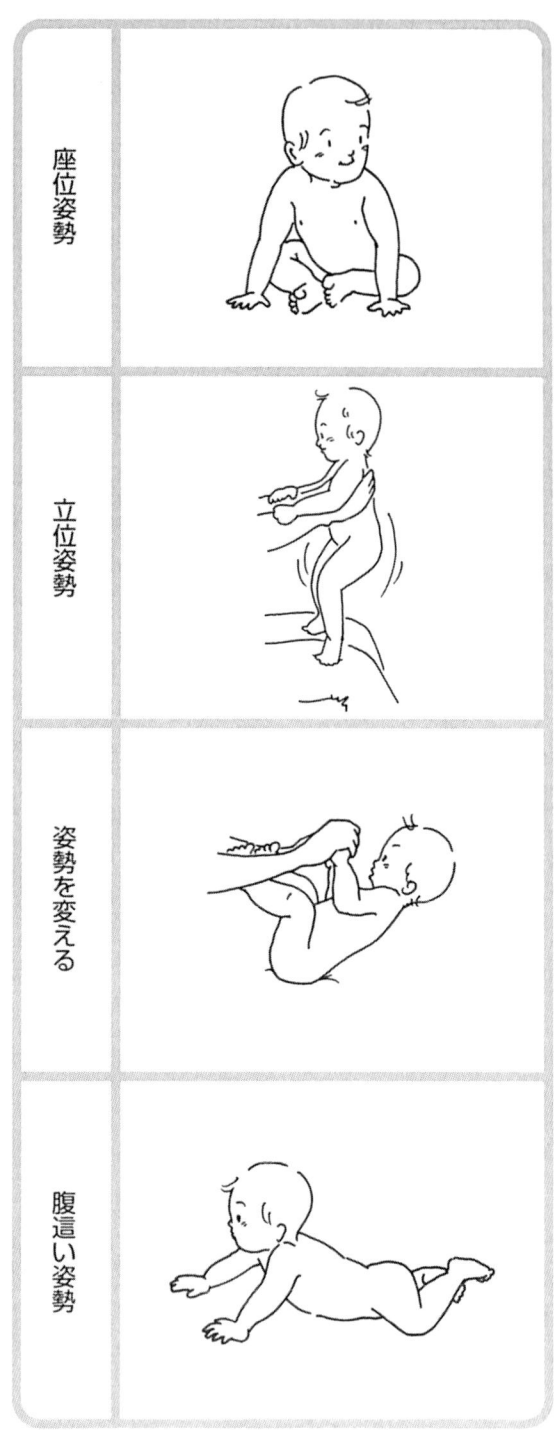

手をついて座る

　両手を前につかせて座位姿勢をとらせると，支えなしで少なくとも5秒間保つことができます．倒れそうになったら，すぐ支えられるように両手をそばにおいて保護します．安定してくれば，手を太ももの上に置いてあげると，頭が上がり背を伸ばすことができます．

注：座位をとらせて首が垂れるときは早すぎます．膝に座らせ腰を支え，胸にもたれさせて，脊柱を伸ばして座る準備をさせます．

膝の上ではねる

　向き合って両脇を支え膝上にのせると，踊るように繰り返し脚を屈伸させます．まだはずみが出ないときは，からだをリズミカルに上げ下げしてはずみを誘導します．

45度に引き起こす

　あお向き姿勢で両手を差し出して親指を握らせ，残りの指で手首を持って「起っきしよう」と声をかけ，起き上がろうとするのを待ち，ゆっくり45度まで引き起こします．赤ちゃんは両腕を曲げ，あごを引き，脚は両膝を強く曲げ，おなかに引き寄せます．しばらく待って頭が遅れるときは，あお向き姿勢に戻します．

手のひら支持

　腹這いで肘を伸ばし，開いた両手のひらと腰で支えます．おなかから上は床から離れ，顔は垂直か，それ以上に持ち上げ，周囲を見回すことができます．

注：頭を垂直に保てるようになると視野が広がり，自分から家族に呼びかけたりします．

ステップ 5

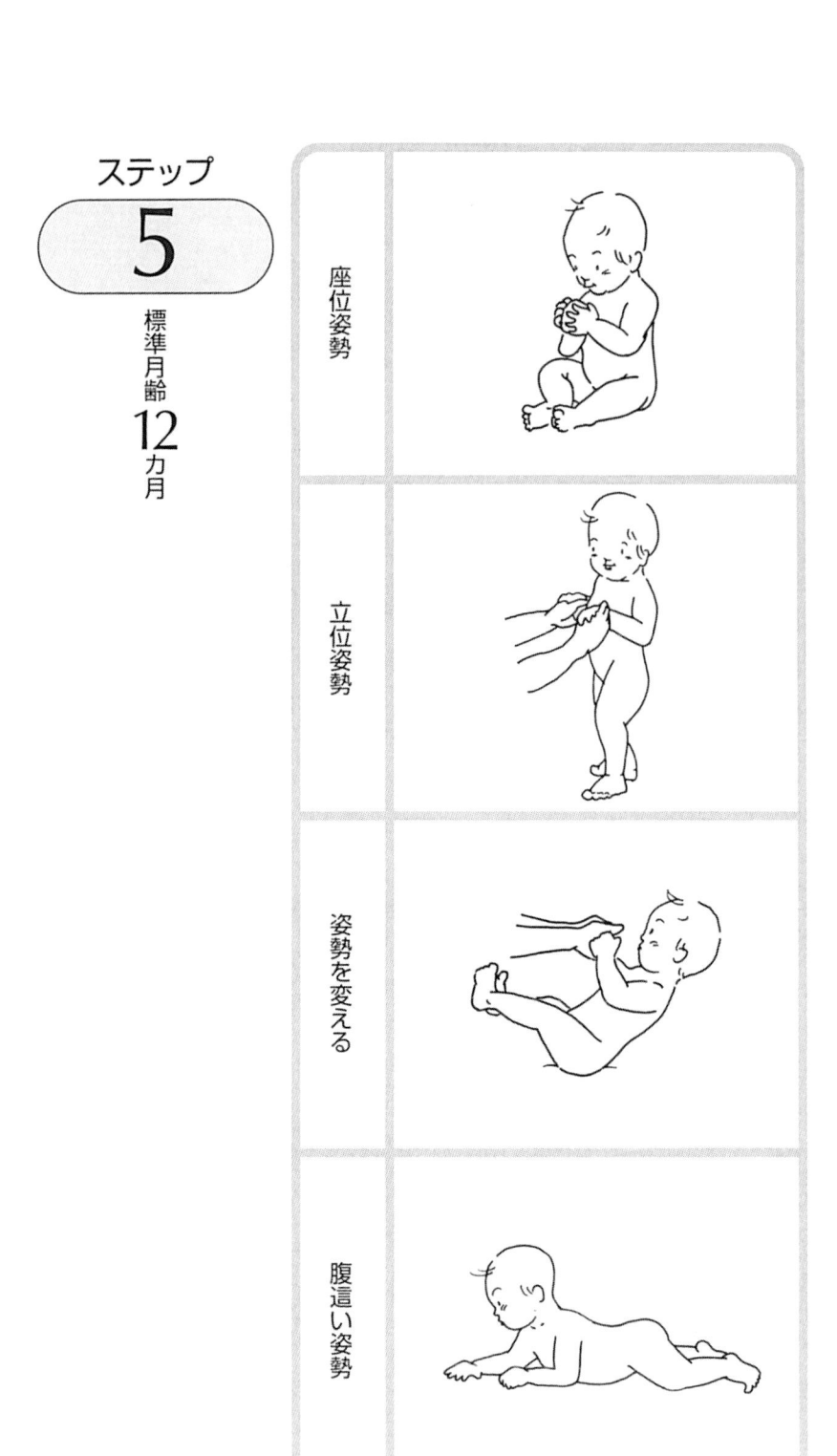

標準月齢 **12**カ月

座位姿勢	
立位姿勢	
姿勢を変える	
腹這い姿勢	

一人座り

手をつかずに（両手におもちゃを持ち）支えなしで座らせると，脊柱は腰のあたりから上は伸びて，頭を垂直に1分間保つことができます．

両手を支えて立つ

向き合って両手を持ち立たせると，足裏をぴったり床につけて，全体重を足で支え，少なくとも30秒間立ち続けることができます．
注：この状態は，「立位反応」と言われ，立位姿勢の始まりにあたります．

つかまって座る

あお向き姿勢の赤ちゃんの前に両手を差し出すと，赤ちゃんは起き上がろうとして自発的に手につかまり，腕を曲げて自力で起き上がり座ります．
注：起き上がるとき，おしりを支点にして背中と脚が伸びます．

おなかを軸に回る

腹這いで，前からおもちゃを見せて誘うと，左右交互の肘支持で前に進もうとしますが，からだを引き寄せる力がなく，おなかを軸に回転移動します．

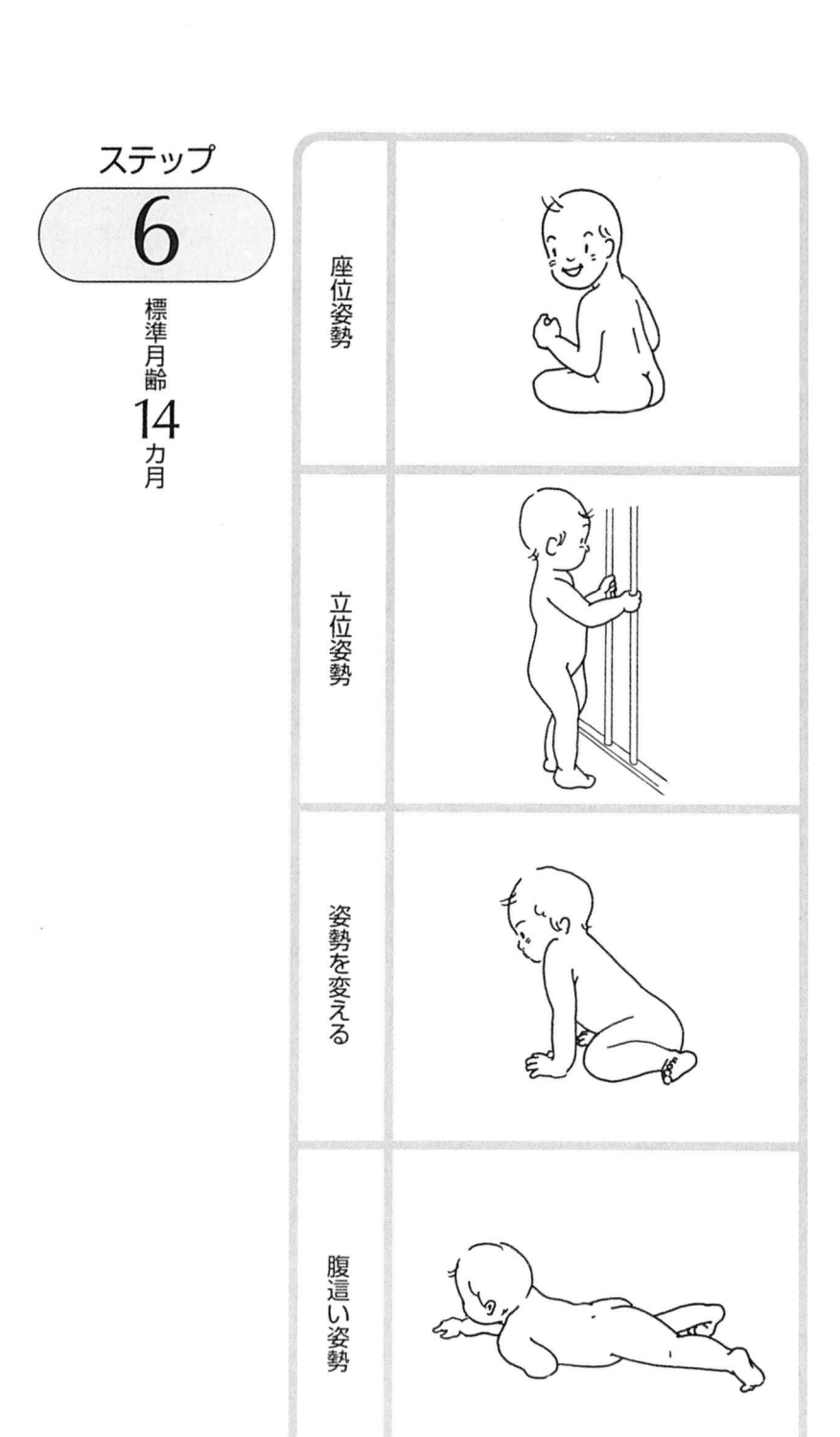

ステップ 6

標準月齢 **14**ヵ月

座位姿勢	
立位姿勢	
姿勢を変える	
腹這い姿勢	

座位でふり向く

座位姿勢が安定したら，耳の後ろから名前を呼んでみます．倒れずにふり向くことができますか？　右も左も同様に試してみます．

注：後ろから呼びかけるとき，小さい声で呼びます．座位が安定しても，両方または片側だけふり向かないときは，聴力を調べてみることも必要です．

つかまり立ち

ベッドの柵など握りやすい家具につかまらせ，立たせてみます．少なくとも30秒間立ち続けることができれば，〈ステップ6〉は達成です．

座位から腹這い

両脚を伸ばして座った位置で，両手をそろえて前につき，からだを支えて両膝を曲げます．それから後ろに脚を伸ばして腹這いになります．

注：膝曲げができない赤ちゃんは，手を支えにして両脚を伸ばしたままコンパスのように床に円を描いて腹這いになります．このままでは，四つ這いができないので「膝の屈伸」「横座り」体操を繰り返し，膝が使えるように努力しましょう．

ずり這い

おもちゃで誘うと，両脚は伸ばしたまま，腕の力でずり動く移動が見られます．はじめは後進しますが，慣れると足指の先で踏ん張って前進するようになります．

ステップ 7

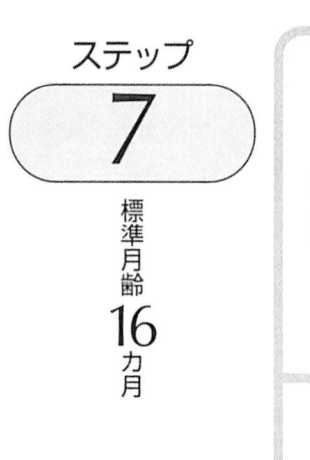

標準月齢 16カ月

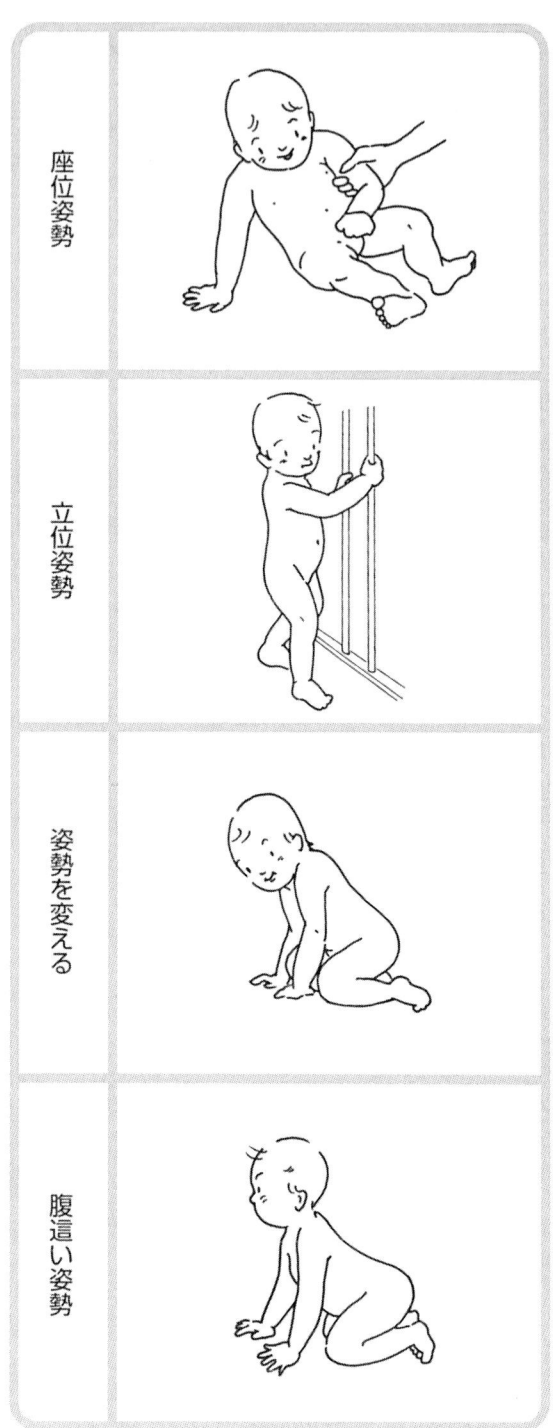

座位姿勢	
立位姿勢	
姿勢を変える	
腹這い姿勢	

パラシュート反射

座っている赤ちゃんの肩（上腕部）を持って急に反対側へ傾けると，倒された側の腕を伸ばし，反射的に手を開いて床につき，からだを支えます．

伝い歩き

柵や机など補助具を支えにして立っているとき，おもちゃで誘い伝い歩きを促します．補助具を左右の手で交互に持って，横に3歩進めば達成です．

腹這いから座位

腹這いで両手をおなかに引き寄せながら膝を曲げ上体を起こし，横座りから脚を前に出して座ります．

注：〈ステップ6〉と同様に，脚の動きがコンパス型になっていたら，膝を使う体操をしっかりさせましょう．

ゆさぶり運動

腹這い姿勢で膝を曲げるようになると，まもなく四つ這いが始まるでしょう．その前兆がゆさぶり運動です．〈体操レッスン6―4　四つ這いポーズ〉（p.96）でこの姿勢を導き，前に進むように促すと，お尻をかかとに素早くつけたり離したり，両手と両膝でゆさぶり運動を始めます．

ステップ 8

標準月齢 18カ月

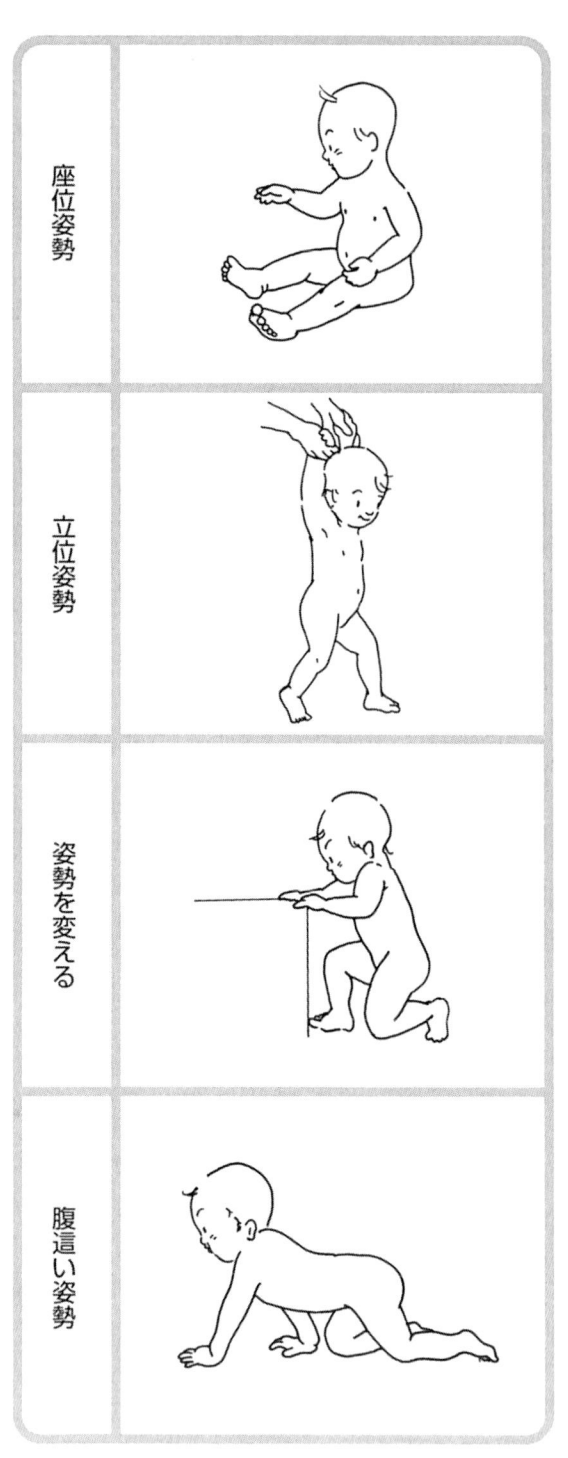

座位姿勢	
立位姿勢	
姿勢を変える	
腹這い姿勢	

座位の完成

　座位姿勢で，背中全体がまっすぐ伸び，脚も軽く伸展し足先で広がる台形になって，床に触れる面積も広くなり安定します．自由自在にからだをねじって周囲を見回し，床のおもちゃを持ち上げたり，投げたり，長時間この姿勢で遊ぶことができます．

両手支え前進

　後ろから両手を支えて立たせ前進するように促すと，左右の足幅は広く，ぎこちないですが，交互足でゆっくり前に進みます．

つかまって立ち上がる

　両膝を曲げて座位をとらせ，台に両手をのせて片膝を立て，両手と片足に体重をかけて立ち上がります．

注：はじめは，適当な高さの家具の前に赤ちゃんを座らせ，台に両手をのせてあげましょう．

膝を曲げて四つ這い

　腹這いで，ゆさぶり運動が見られるようになったら，おもちゃで誘ってはいはいを促します．はじめは左右協調性が悪くても，膝を曲げ，手のひらと膝を床につけ，腹部を持ち上げた四つ這い姿勢になっていることが大切です．トンネルくぐりや障害物を越える場面を繰り返し這わせるうちに，右手左膝，左手右膝の交互運動が出てきます．

ステップ
9
標準月齢 **20** カ月

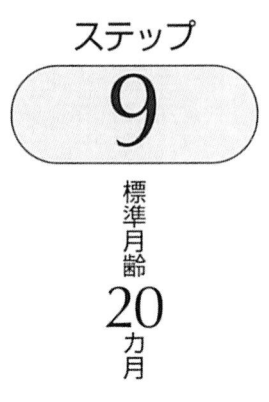

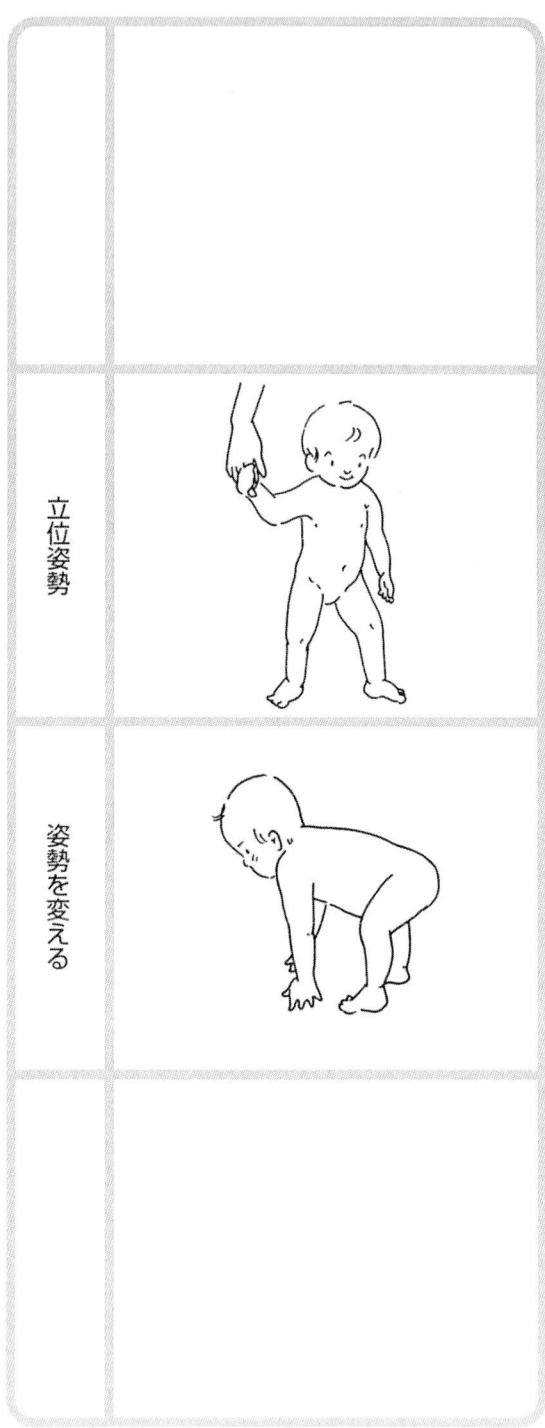

立位姿勢

姿勢を変える

片手支え前進

　側方から片手を支えて立たせると，足を交互に出して前進するようになります．はじめは両足が離れ，膝が伸びて不安定ですが，次第に歩数が増すでしょう．どちらの手で支えても歩くように試みましょう．

注：足裏全体が床についていますか？　足の小指側が床から離れている（外反足）ときは，〈体操レッスン6―3　椅子で遊ぶ〉(p.95) を食事時などの日常生活にもとり入れて，足裏全体で踏ん張る力をつけましょう．

自力で立ち上がる

　まわりに支えになるものがないところで床に座らせ，おもちゃで誘い，立つように励まします．両手を床につき，膝を伸ばしてお尻を高く持ち上げ，それから両手を離して上体をまっすぐにして立ち上がります．

注：誘って立たせることが難しくても，しばしば，突然自分で立ち上がることがあります．そのときのしぐさをよく観察してください．

参考図書

1) V. ボイタ（富雅男他訳）：乳児の脳性運動障害．医歯薬出版，1978
2) 前川喜平：乳幼児の神経と発達の診かた．新興医学出版社，1979
3) T. ヘルブルッケ（福嶋正和訳）：ミュンヘン機能的発達診断法．同朋舎，1979

関連論文

1) 藤田弘子他：発達検査からみたダウン症乳幼児の知能の追随的研究．大阪市立大学家政学部紀要22，149-153，1974
2) 榎本弘子，藤田弘子他：ダウン症乳児の運動発達．大阪市立大学生活科学部紀要31，283-291，1983
3) 榎本弘子，藤田弘子：1・2歳児の粗大運動発達評価に関するMünchen法とBayley法の比較検討．大阪市立大学生活科学部紀要32，275-288，1984
4) Follow-up study on gross motor development in infants with Down syndrome and normal controls. Fujita H. Brain & Development7，130，1985（第20回小児神経学会総会シンポジウム）
5) 藤田弘子：ダウン症の0歳期療育とその効果．生活教育3，6-12，1987
6) 藤田弘子他：ミュンヘン機能的発達診断法を使用した正常乳児の粗大運動発達里程．小児保健研究47，14-22，1988
7) 藤田弘子他：発達検査からみたダウン症乳幼児の発達その1―発達指数の変動要因―．小児保健研究49，64-68，1990
8) 藤田弘子他：発達検査からみたダウン症乳幼児の発達その2―3歳児の特性―．小児保健研究49，69-74，1990

III
さぁ，体操を始めましょう！

1 体操プログラムの目的

愛着を強める

　もし赤ちゃんがダウン症と診断されたら，それがどんなことを意味するのか，赤ちゃんにどうしてあげたらよいのか，おそらくご両親はとまどってしまわれるでしょう．とりわけ親子の愛着が芽生える暇もない生後すぐに，救急治療で引き離されるような場合，わが子を胸に抱きしめないまま病名だけが告げられると不安で心が閉ざされます．

　早期療育においては，何よりも親子の愛着を強めることが大切であり，親子のふれあいを量的，質的に高める手段の一つとして，体操プログラムを位置づけています．したがって，親が赤ちゃんと向き合って毎日実行していただくことを原則とし，熟練者が一定の間隔をおいて指導したり，励ましたりする方式が望まれます．早期に職業復帰する母親の場合も，赤ちゃん体操は両親で実施していただきたいのです．なぜならば，これは赤ちゃんのためだけでなく，親子のためのプログラムだからです．

　この体操プログラムは，元気な親子が無意識につむぐ相互交渉の様子を分析して，計画的にその機会を生み出そうとするものなのです．

発達に見合った課題で学習能力を高める

　赤ちゃんは，たとえどんなにゆっくりでも，日々新しい動きを獲得します．そのなかで，望ましい動作に対してはっきり結びつくように，励ましを与えます．また，乳児の動作を変えさせたいときも，補助して，良いポーズに変えてからほめたり，なでたりして，「快」の応対をします．

　ダウン症の赤ちゃんに，学習能力が備わっていることは誰もが認めることですが，大人が望んでいる動作を引き出すには，赤ちゃんがその動作の準備態勢にあるかどうかを見極めることが重要です．赤ちゃんに，今，どの体操プログラムを与えるのが適当なのか，それがしっかり吟味されなければ効果は得られないでしょう．したがって，親は指導者の支

援のもとで，赤ちゃんの運動発達ステップを正しく評価し，今行うべき体操プログラムを決めたり，実施法の手ほどきを受けるのが適当です．

2 体操プログラムの構成

マッサージ—やすらぎのスキンシップ

　マッサージは，あらゆる感覚器官を通して送られる愛情表現です．赤ちゃんの不安を除き，母親のストレスを解消します．やがて相互に愛着が芽生え，喜びの表情や発声が多くなります．

　皮膚は全身をおおう感覚器官であり，触覚，圧覚，温覚，痛覚と多種類の刺激を受けとめ発信します．向き合った二人は，見つめ合い，話し合い，鼓動と息づかいが一つになって融け合います．これらの刺激は，大脳中枢を興奮させ，目覚めの時間が少ない赤ちゃんの活動性を高めます．

　マッサージは，からだの表面を走る毛細血管を拡張させて血液循環を良くし，組織の新陳代謝を高めます．また，皮膚を通して筋肉に刺激を与え，運動と同じように筋力を強くします．

　実施にあたっては月齢にこだわらず，赤ちゃんの状態に合わせて，弱い部分，あるいはお気に入りの部分を念入りにします．体操レッスンの導入的役割としてだけでなく，気分のゆったりしたとき，交流の手段として繰り返してあげましょう．

体操レッスン—運動発達ステップを確かなものにする

　運動発達ステップは，「きれいな姿勢で歩く」ことを目標にしています．到達月齢の早さより，正しい姿勢でしっかりした歩行をものにすることに重点をおいています．

　安定した四つ這いで，坂道も布団の山もどんどん越える力，膝を曲げたり伸ばしたりして自力で立ち上がる，足裏全体で床をしっかり踏みしめて立つ，それがレッスンの終着点です．

体操レッスンはステップ評価と同様に，9段階で構成しています．各レッスンは，到達したステップ評価を，次のステップ評価に発展させることを目指します．たとえば，〈ステップ3〉と評価された赤ちゃんは，〈ステップ4〉を目指して，〈体操レッスン3〉にとり組むことになります．前の〈体操レッスン2〉のなかで，まだ上手にできない体操があれば，それも含めて指導者にプログラムをアレンジしてもらいましょう．

　各レッスンには，次の要素が含まれるように心がけました．
- 伸筋と屈筋のバランスを保ち，全身の筋群を強くします．
- 各レッスンは，「全身の運動」「歩く準備」「からだを回す」「這う準備」の4本柱で，それぞれ段階的に進める仕組みになっています．
- 「Ⅰ　ダウン症児のからだ」(p.11〜19)で解説した，動作異常や関節の変形を予防します．
- 正しい動作を繰り返し体験させることで，関節や筋膜から大脳にその情報が送り込まれ，記憶にインプットします．

　体操プログラムは，まず緊張をほぐすマッサージから始め，それから体操レッスンに入りましょう．

感覚運動—人，もの，をつなぐ

　泣くことは，乳児にとって最初の社会的反応です．たいていの親は，すぐに泣き声に応じ，おむつを換えたりミルクを与えて生理的要求を満たしてあげるでしょう．しかし，その後赤ちゃんが，満足して親を見つめ，遊んでもらうことを期待しているのに，親は気付かずに立ち去ることがしばしばです．

　親を見つめたり微笑んだとき，親がはっきりと対応すれば，赤ちゃんは自分の送ったサインが伝わったことを学び，情緒的な満足が得られます．この繰り返しと発展が，赤ちゃんの社会性や言語の発達を導きます．

　赤ちゃんは，「もの」に対しても，先天的に反応する能力を持ち合わせています．新生児は反射的に，手のひらに「もの」が触れると握り，

口に持っていって吸おうとしたり，首がすわると，目の前の「もの」を目で追ったり，手を伸ばしてつかもうとします．つまり，「もの」と目と手の協応が芽生えるのです．音と耳と手，さらに音と耳と目の協応へと発展するでしょう．これらは感覚運動と呼ばれる赤ちゃんの大切な学習であり，言語にも発展します．そして，この適切な感覚運動を経験する場をつくってあげるのは大人の役目なのです．

　赤ちゃんは，大好きなお兄ちゃんが目の前にいないときでも，お母さんが名前を言うと，そばにあったお兄ちゃんの帽子を取ってきたり，「ボールはどこ？」と言うと，這ってボールのそばに行ったりします．赤ちゃんは，言葉は言えなくても，ボールという言葉とボールそのものを結びつけるようになり，記憶力のあかしを知ることができます．時間はかかっても，たくさんの言葉を記憶し理解するようになったら，やがて自分から言葉を話すようになります．

　体操プログラムの「感覚運動」は手と感覚器官，手と外界のつながり，手の機能発達の大まかな道筋を示しています．これを軸にして，赤ちゃんが興味を示す遊びをどんどん広げることが，赤ちゃんの知能を高める基本です．感覚運動は，赤ちゃんの機嫌が良いときに，家族で赤ちゃんを囲み，楽しい遊びの中にとり入れてください．

3 赤ちゃん体操の実施にあたって

まずはじめに

①医師の健康診断を

　体操を始める前に，かかりつけ医の健康診断を受け，この体操プログラムを見せて助言を受けてから始めてください．

②毎日かかさず実行

　赤ちゃんの状態をよく観察して，体調の良い日は毎日続けます．実行

できた日はカレンダーに印をつけましょう．

③いつも同じ場所で
　室内の適当な場所を見つけます．這うまでは，赤ちゃんをテーブルや台にのせ，実施者は立って介助するのが適当です．移動が始まると，床面で行います．できれば専用のマットを用意しましょう．

④はだかでさせましょう
　暖かいときは，上半身はだかで実施者と肌の触れ合う機会を多くします．終わったら，おしぼりで拭いてさっぱりさせ，飲み物を与えます．

体操を効果的にするには
①赤ちゃんが主役，親は補助者
　赤ちゃんが自分で筋肉を使って運動するように，運動を誘い出す気持ちで手を貸してください．できるだけ赤ちゃんの目を見て笑いかけ，話しかけると，赤ちゃんの機嫌が良くなり，表情も豊かになります．

②適切なレッスンを選び，体操の方法をしっかり理解する
　赤ちゃんの発達に適したレッスンを選ぶには，ステップを正しく評価しなければなりません．各レッスンの説明をよく読んで，方法をしっかり覚えましょう．目的に合った動作が引き出せているか，できれば熟練者の指導を受けてください．

③動作は正確で，リズミカルに
　はじめのうちは，運動神経の働きが未熟ですから，やさしくゆっくり動かしますが，リズムを失わないようにしましょう．慣れると力強くさせます．

④上手にできたらほめる

体操をしている赤ちゃんにも，あなたがどういうことを望んでいるか知らせる必要があります．上手にできたら思いきりほめてあげましょう．

⑤先を急がないで

一度上手にできると，つい先に進みたくなることがあります．発達の援助は，先を急がせることではありません．その発達段階で身につける動作がきちんとできるようになれば，次の発達段階に予定されている一層複雑な動作を難なくこなすことができます．

準備するもの

- 体操用のパンツ　　・体操マット　　・手押し車
- 丸い棒……直径2cm，長さ50～60cmの握りやすいもの
- おもちゃ……ガラガラ，赤い毛糸玉，積み木(立方体)，コップなど
- 背もたれのない椅子……膝下の高さ(10～20cm)に調節できる椅子（下の写真参照）

《問い合わせ先》
日本教育素材株式会社
Tel. 06-6651-4720

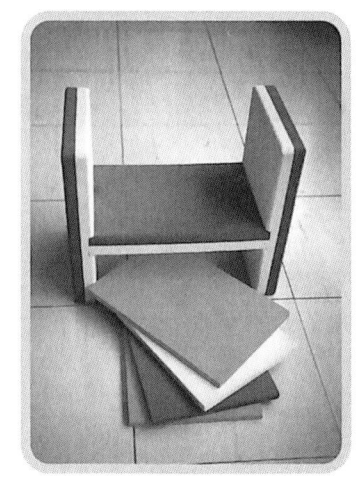

❖体操プログラム一覧表

ステップ	1	2	3	4
A マッサージ	●······ 2 腕 ・ 3 脚 ・ 4 足指の反射運動 ・ 6 背中 ·································●			
	●······ 1 顔 ・ 5 腹部 ···			
B 体操レッスン 全身運動	①-1 (腹這い) 空中腹這い	②-1 (あお向き) 両腕の交差	③-1 (あお向き) 腕の屈伸	④-1 (あお向き) 両腕を回す
歩く準備	①-2 (あお向き) 手遊び・足遊び	②-2 (あお向き) 足裏を床に	③-2 (あお向き) 膝の屈伸	④-2 (膝上支え) 膝に座らせ足裏を床に
姿勢を変える	①-3 (あお向き) 腰をねじり側方へ	②-3 (あお向き) 手を持って寝返り	③-3 (腹這い) 背をそらす	④-3 (あお向き) 手を持って座る
這う準備	①-4 (腹這い) 頭を右に，左に	②-4 (腹這い) 猫のポーズ	③-4 (腹這い) 片手におもちゃ	④-4 (腹這い) 腕立て
C 感覚運動	① (向き合う) 向き合い話しかける	② (あお向き) おもちゃを目で追う	③-1 (あお向き) おもちゃへ手を伸ばす ③-2 (膝上支え) 積み木に触れる	④-1 (膝上支え) おもちゃを注視して触れる ④-2 (膝上支え) 積み木をつかむ
標準月齢	3カ月	6カ月	8カ月	10カ月

5	6	7	8	9
●……*7* 脚のもみ上げ・*8* 土踏まず・*9* 背中トントン………………………………………●				
⑤-1 (立位) 船のへさき	⑥-1 (座位) 手を前に，上に	⑦-1 (膝上腹這い) 鳥のポーズ	⑧-1 (立位) 椅子から立つ	⑨-1 (立位) 空中鉄棒
⑤-2 (あお向き) 歩くように膝の屈伸	⑥-2 (立位) 立ち抱き	⑦-2 (立位) 立たせてゆらゆら	⑧-2 (立位) 腰で支え歩き	⑨-2 (立位) 手押し車
⑤-3 (座位) 横座り	⑥-3 (つかまり立ち) 椅子で遊ぶ	⑦-3 (あお向き) 棒引きで座る	⑧-3 (立位) おしゃがみ	⑨-3 (あお向き) 一人立ち完成
⑤-4 (腹這い) カエル泳ぎ	⑥-4 (腹這い) 四つ這いポーズ	⑦-4 (腹這い) トンネルくぐり	⑧-4 (腹這い) 障害物を越える	⑨-4 (腹這い) 腹這い完成
⑤ (膝上支え) 両手に積み木	⑥ (座位) 両手の積み木を打ち合わす	⑦ (座位) 積み木をコップから出し入れ	⑧ (座位) 積み木を2つ積む	⑨ (座位) ボーロつまみ
12カ月	14カ月	16カ月	18カ月	20カ月

Ⓐ マッサージ

1 顔のマッサージ ·············· ステップ ①〜⑨

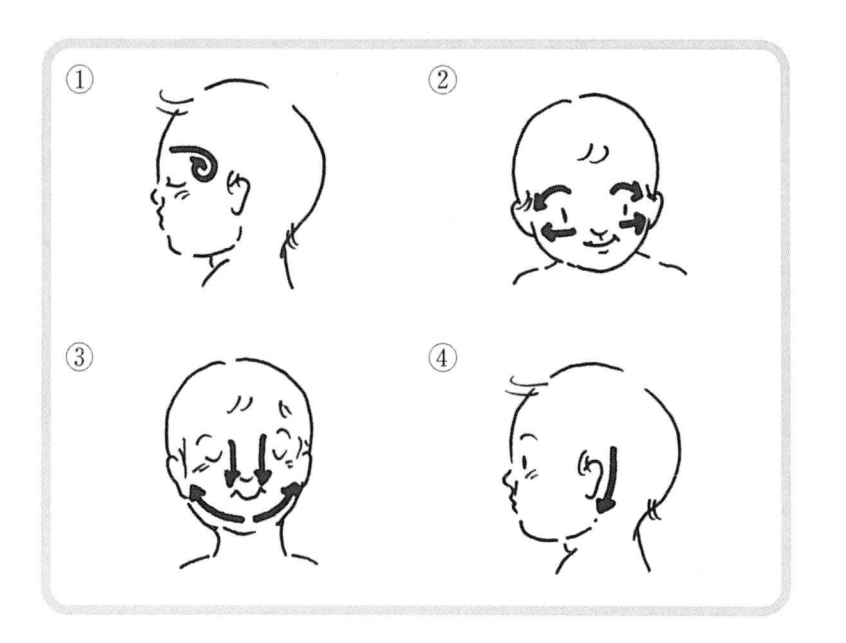

赤ちゃんを膝上に抱いて向き合います．

①額の真ん中から左右のこめかみに向かって指先で軽くなでた後，こめかみを円を描くように軽くマッサージをしてください．

②鼻の付け根からこめかみに向かって，眉にそってなでます．次にほお骨の部分，鼻からほおを通って，耳までなでてください．

③指先で鼻にそって口元まで，それから下あごにそってあごの中心から耳元までなでます．

④両耳の後ろ側を上からなでてください．

2 腕のマッサージ（あお向き） ……… ステップ ①～④

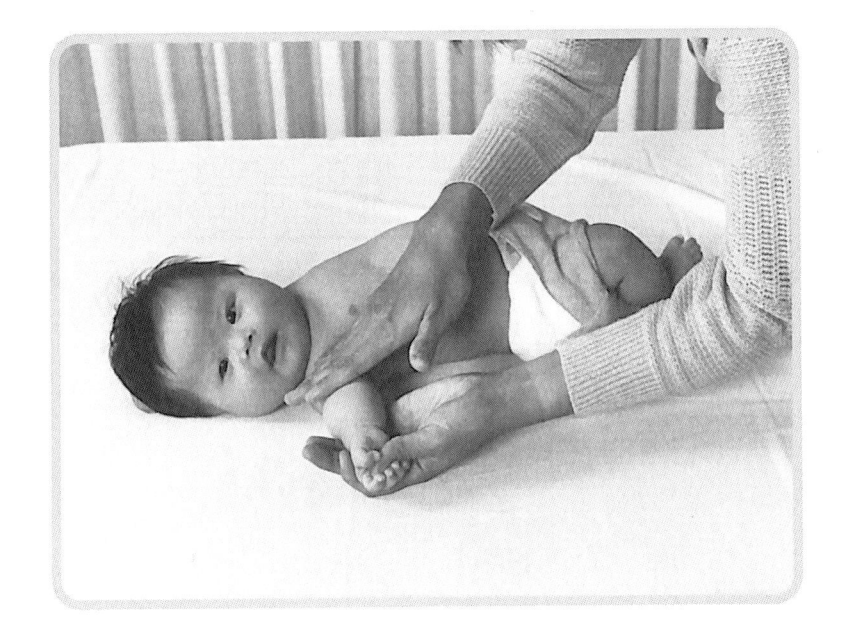

　左手の親指を赤ちゃんの右の手のひらに入れ，残りの指で軽く赤ちゃんの手を支えます．

　右手で，赤ちゃんの手首から肩に向かって，首の付け根まで内側をしっかりなでます．同じく左も．

　赤ちゃんの顔を見て，あやしながら，片腕で8回ぐらいなでます．

3 脚のマッサージ（あお向き） ……………ステップ ①～④

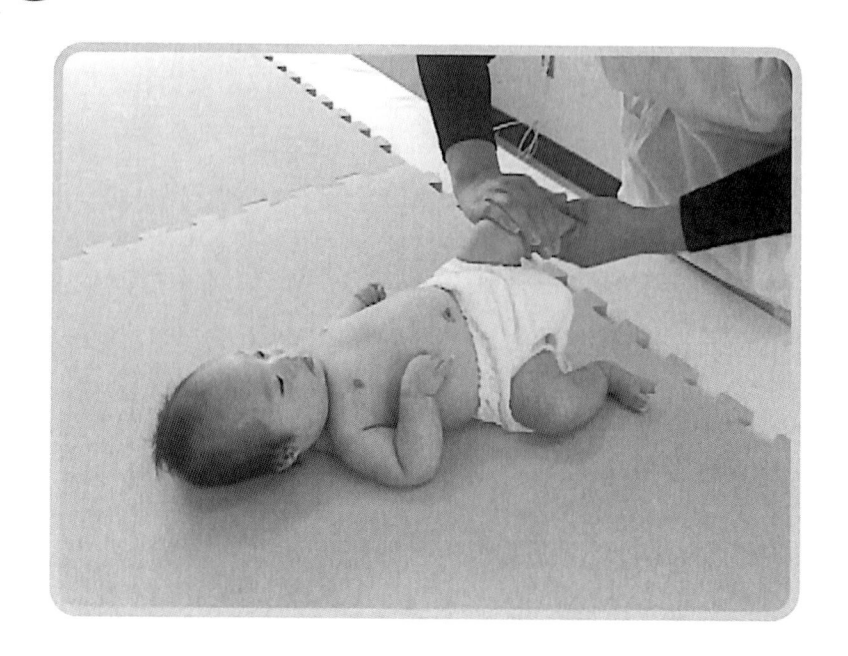

　片手で赤ちゃんの足首を軽くつかみ，もう一方の手で赤ちゃんの脚を足先から腰の方向に，両横，後ろと分けて数回ずつなでてさすります．

　前は，膝を押し上げないように膝を軽く曲げて，足先から膝下まで数回なでてから，次に，膝上から太ももをさすります．

4 足指の反射運動（あお向き） ………… ステップ ①～④

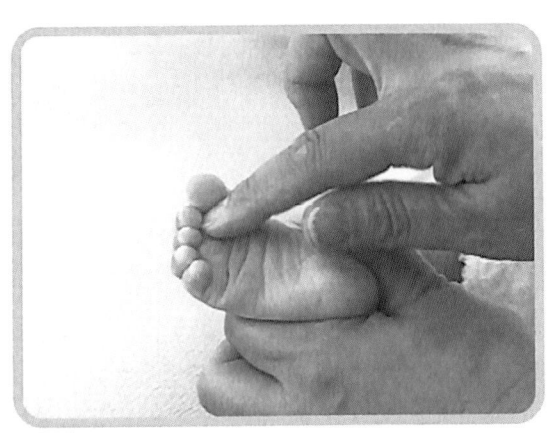

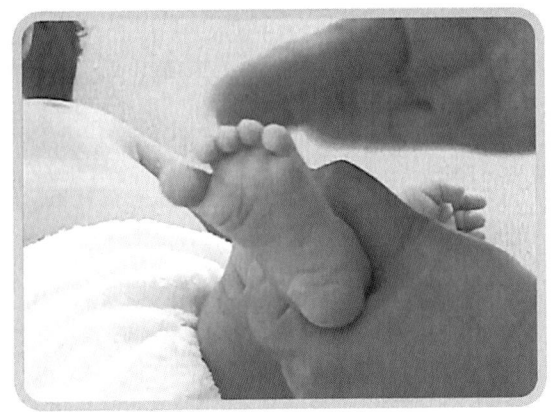

　左手で赤ちゃんの足首上を軽くつかみ，足裏を上に向けて支えます．右手人差し指で，親指の付け根あたりを押すと，赤ちゃんは反射的に5本の足指を曲げます．

　続いて人差し指と中指で赤ちゃんの足の甲を軽くたたくと，反射的に足指をそらします．数回繰り返し，足を換えて同じように．

注：反射が長く残っていると足裏全体が床につきにくいので，この運動で反射の消失を促します．

5 腹部のマッサージ（あお向き） ………… ステップ ① ～ ⑨

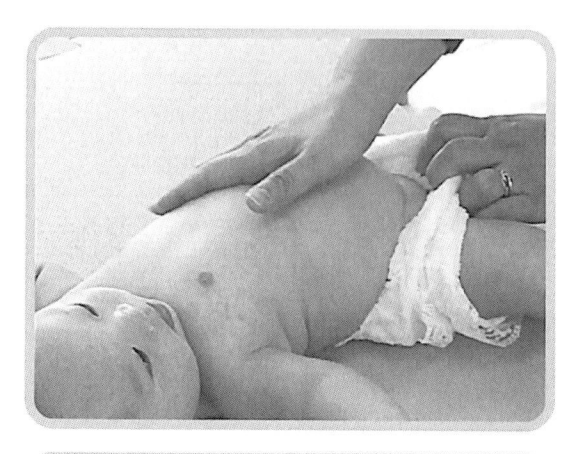

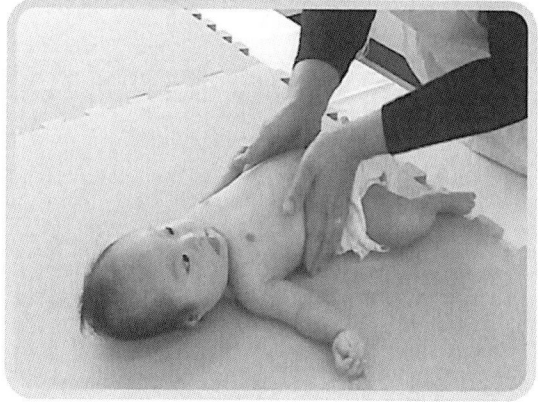

　手のひらで，赤ちゃんのおへそを中心に大きな円を描くように，時計回りにまるくなでます．向かって左上に肝臓がありますから，その部分は力を抜きます．また，向かって右下は肛門の手前で便が停滞する部分にあたるので，力を入れます．

　次に両手を赤ちゃんの背中にまわし，脇腹から斜め下前に向けてなでて，両手がおへそのあたりで出会うように脇腹と下腹をなでます．

注：便秘のときは，一日に数回，おむつを換えるときに実施してください．

6 背中のマッサージ（腹這い） ……… ステップ ①〜④

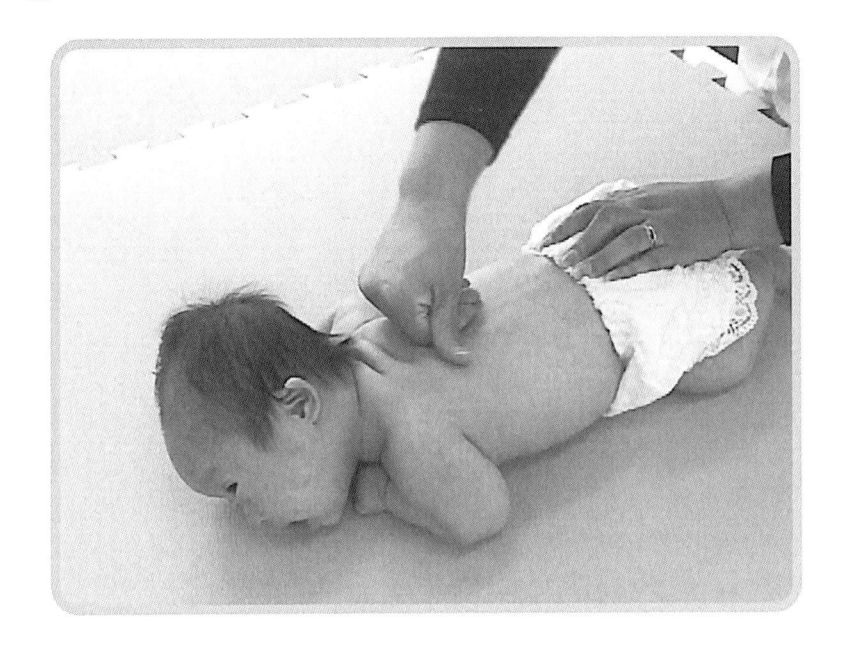

左手で赤ちゃんのお尻を押さえ，軽く曲げた右手の指の背で，赤ちゃんの背骨の右側を，お尻から頭のほうへなで上げます．

次に左側も同様に．

片側ずつ7，8回．

注：背中にしわがよるくらい，強くなでます．

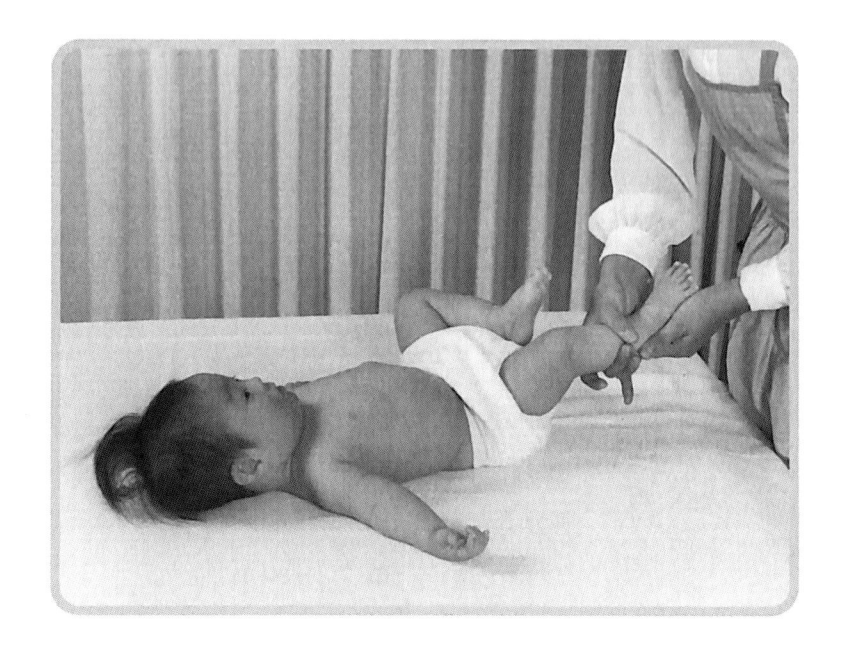

7 脚のもみ上げマッサージ(あお向き) …… ステップ ⑤〜⑨

　左手のひらに赤ちゃんの右足のかかとをのせ,軽く持ちます.右手の親指と人差し指で輪をつくり,赤ちゃんの足首から膝まで,クルクルと回しながらもみ上げます.

　左足も同様に.

　片側ずつ4,5回.

8 土踏まずのマッサージ（あお向き）……ステップ ⑤ 〜 ⑨

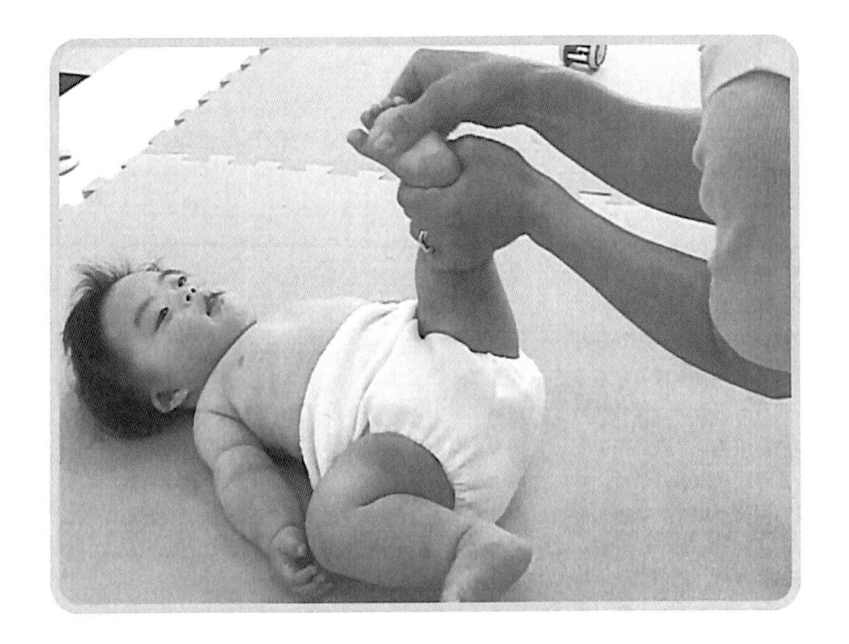

左手で赤ちゃんの足首を軽くつかみ，足裏を上に向けて，右手の親指で土踏まずの部分を円を描くように強めにマッサージします．

足をかえて同様に．

片側ずつ7，8回．

9 背中トントン（腹這い） ……………… ステップ ⑤〜⑨

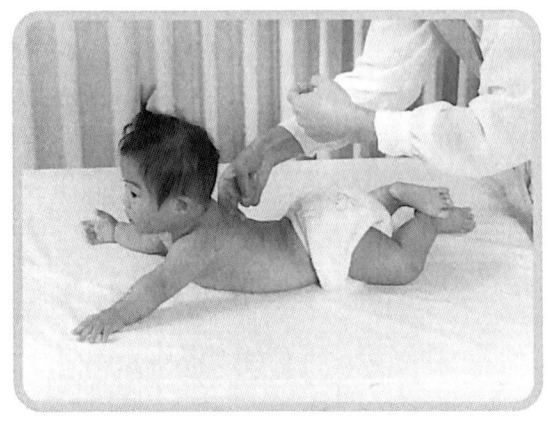

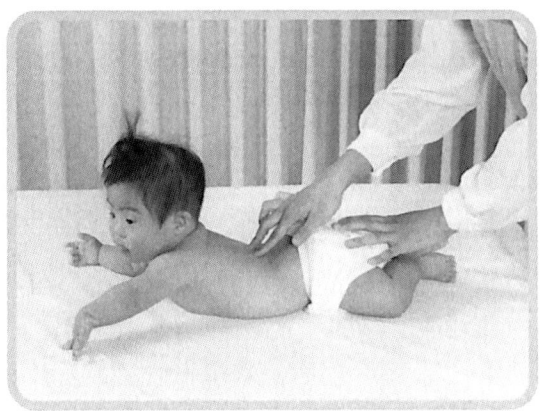

　両手の人差し指と中指を軽く曲げた指の背で，手首を軸にリズミカルに軽打します．赤ちゃんの背骨の右側を，それから左側を，それぞれお尻から頸へ，頸からお尻へと3，4回繰り返します．

　次に，3本指（人差し指，中指，くすり指）を立て，肋骨の間に触れる筋肉を押さえて軽く指を回し，お尻から頸の肋間を順番に，やさしくもみます．

B 体操レッスン

ステップ①の評価に達したら，体操レッスン①を始めましょう．

レッスン 1

ステップ 1
標準月齢3カ月

座位姿勢	
立位姿勢	
姿勢を変える	
腹這い姿勢	

全身運動	**①-1**（腹這い） 空中腹這い
歩く準備	**①-2**（あお向き） 手遊び・足遊び
からだを回す	**①-3**（あお向き） 腰をねじり側方へ
這う準備	**①-4**（腹這い） 頭を右に，左に

III　さぁ，体操を始めましょう！　B 体操レッスン

レッスン 1-1 空中腹這い（腹這い）

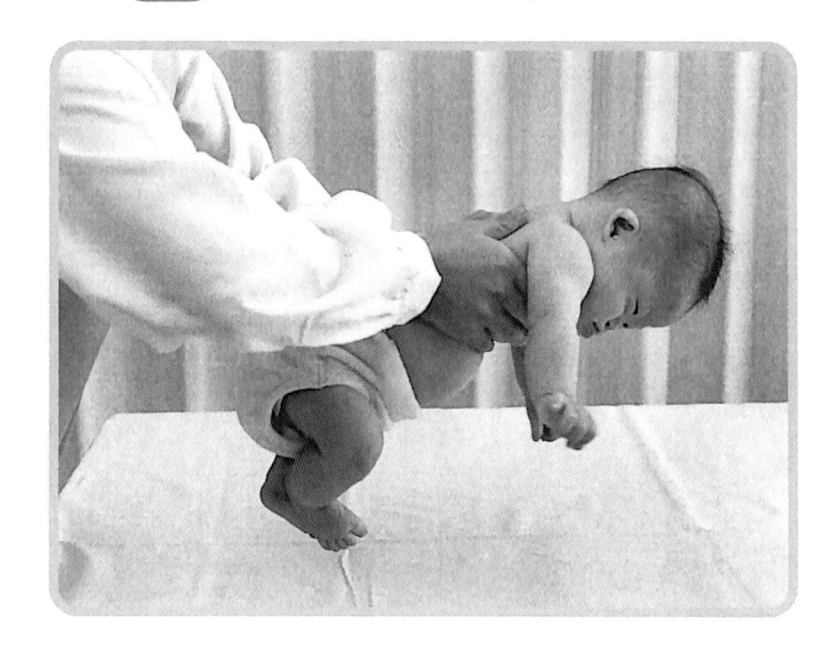

　赤ちゃんを腹這いにして，胸の両側から小指が触れ合うまで深く手を入れ，しっかり支え，少し持ち上げます．

　頭と背中が一直線になったら，ゆっくりと空中に引き上げ，しばらくそのままで保ちます．頭が垂れないうちに床に下ろします．

注：頭とお尻のバランスがとれる位置に手を当てて，赤ちゃんを水平に支えます．

レッスン 1-2 手遊び・足遊び（あお向き）

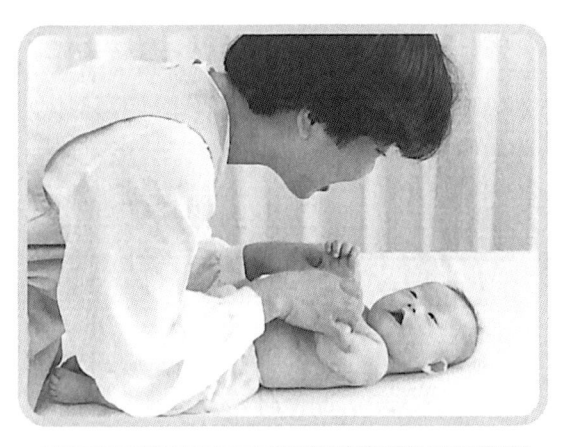

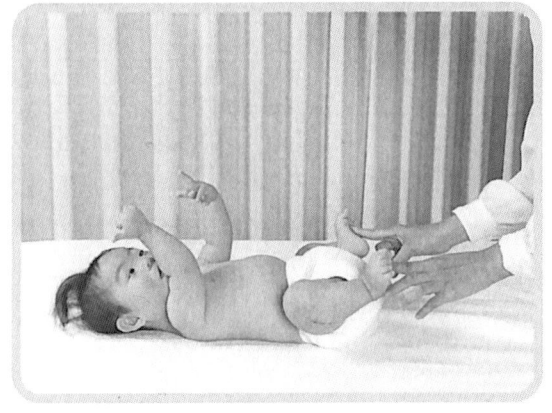

　赤ちゃんの手の甲をなでると，握った手は自然に開いてきます．両手を触れ合わせたり，からませたりして，手の感覚を覚えさせます．赤ちゃんのほおや唇にも手を触れさせ，自分の顔に気付かせます．

　左右交互に，指先で赤ちゃんの足裏を軽く押してすぐ離し，リズミカルに10回くらい繰り返します．

　やがて赤ちゃんは指先をけり返し，自分からキックするようになります．

レッスン 1 -3 腰をねじり側方へ（あお向き）

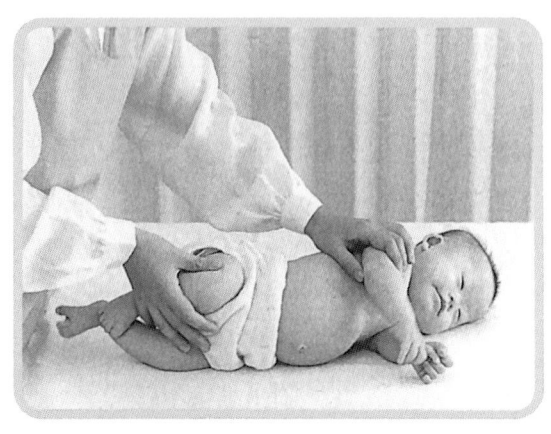

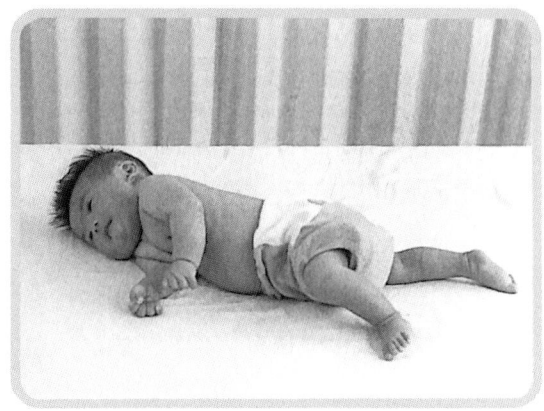

　右手で赤ちゃんの右膝下を持って膝を曲げ，腰を床から浮かせ，伸ばした脚の方へ腰をねじります．それから左手で軽く赤ちゃんの肩を持ち上げ，赤ちゃんを側方に向かせます．

　しばらくそのままにしてから手を離すと，赤ちゃんは横向きになり，また自分であお向きに戻ります．

注：腰をひねるコツを覚えさせると，寝返りはまもなく楽にできるようになります．

レッスン 1-4 頭を右に，左に（腹這い）

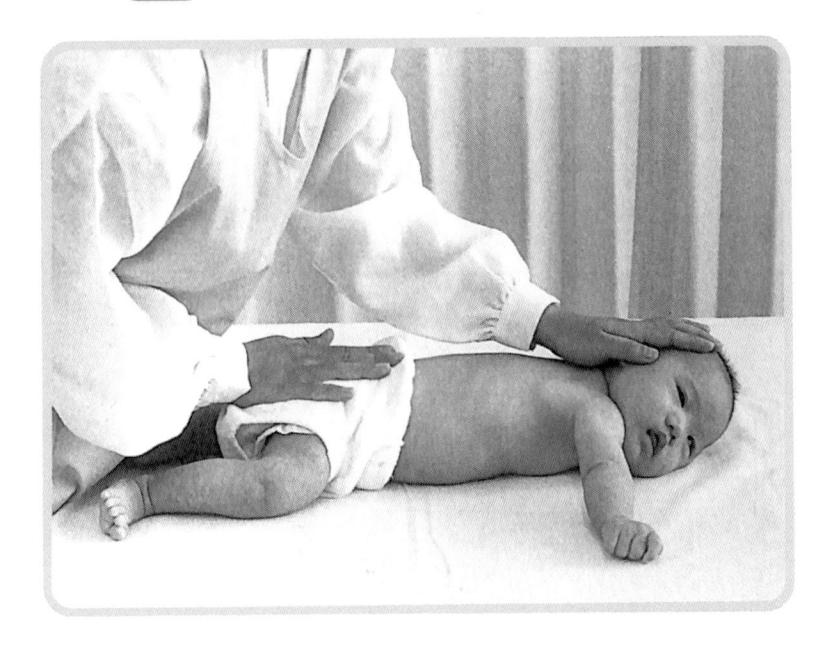

　赤ちゃんの顔を右に向け，左手でそれを保持し，右手で背筋をまっすぐにしてから，お尻が上がらないように右手で押さえます．しばらくしたら，顔を左に向けて同じようにします．

　次に顔を正面に向け，両手でお尻を押さえしばらく待つと，自分で頭を持ち上げます．

注：長時間ベッドにいる赤ちゃんは，寝癖がつきやすいので，自分で頭を動かせる練習が必要です．

ステップ ② の評価に達したら，体操レッスン ② を始めましょう．

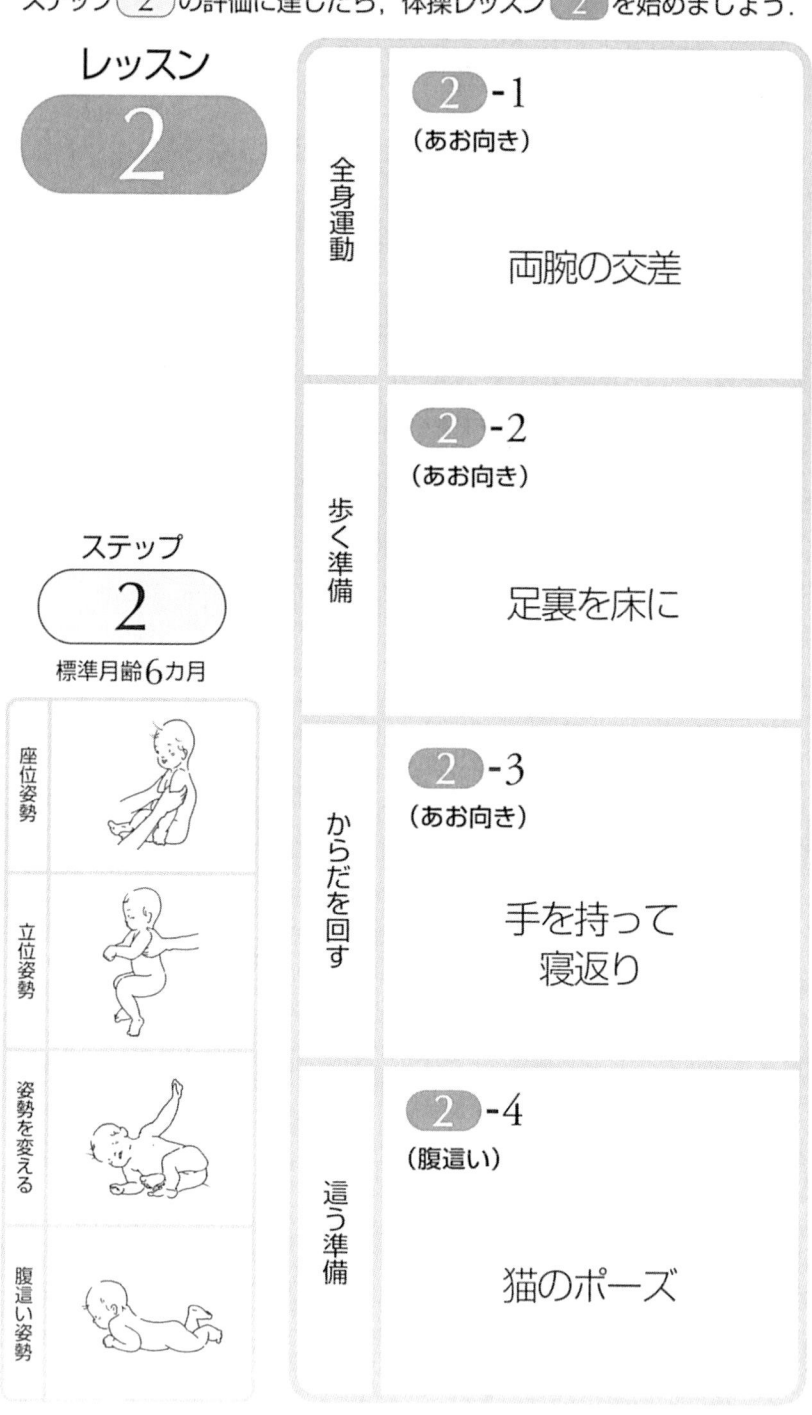

レッスン 2

ステップ 2
標準月齢6カ月

座位姿勢	
立位姿勢	
姿勢を変える	
腹這い姿勢	

全身運動	②-1 (あお向き)	両腕の交差
歩く準備	②-2 (あお向き)	足裏を床に
からだを回す	②-3 (あお向き)	手を持って寝返り
這う準備	②-4 (腹這い)	猫のポーズ

レッスン ②-1 両腕の交差（あお向き）

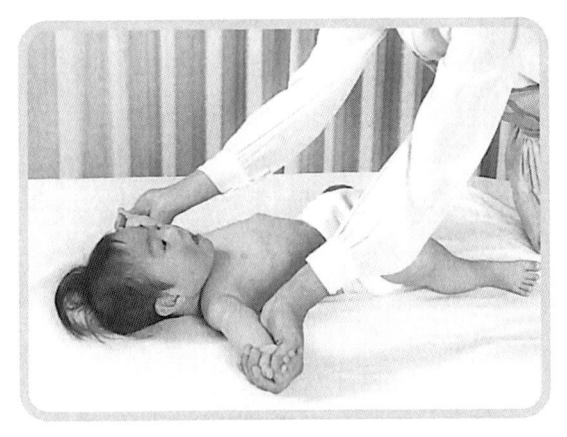

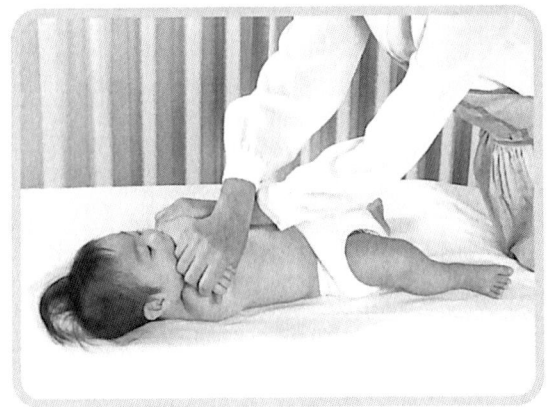

　両手の親指を赤ちゃんに握らせ，手首を軽く握ります．

　赤ちゃんの両腕を静かに左右に開き，肘を伸ばします．肩を浮かさないように，ゆっくり腕を上げて胸の上で両腕を交差させます．

　ゆっくり「イーチ，ニーイ」などと，かけ声をかけながら数回繰り返します．

注：胸を広げたり，すぼめたり，深呼吸が目的です．胸や肩の筋肉がよく働きます．

レッスン 2-2 足裏を床に（あお向き）

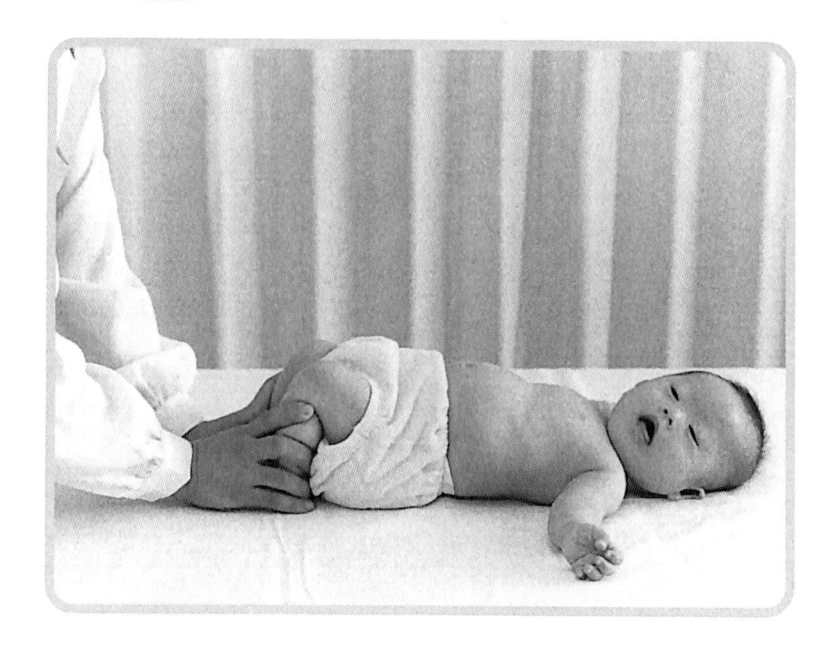

　両手で赤ちゃんの膝下を軽く握り，膝を曲げて足裏をしっかり床につけ，かかとをお尻にくっつけます．

　足裏で床を前後にこすります．

注：立つときにそなえ，床に立つ感覚を覚えさせます．

レッスン 2-3 手を持って寝返り（あお向き）

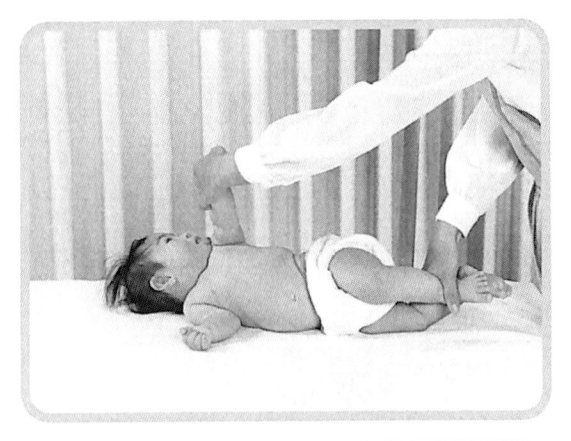

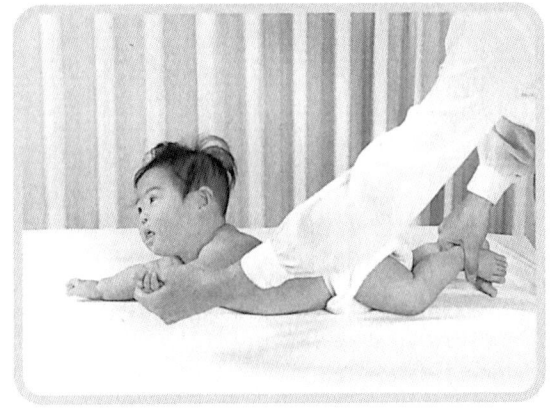

　左手の親指を赤ちゃんの左手に握らせ，右手で赤ちゃんの左脚のすねを持って右の方にねじります．

　次に赤ちゃんの左腕を引いて肩を浮かせ，しばらく待ちます．赤ちゃんは，頭を腰と同じ方向に回し，腹這いになります．

　右向きに寝返りができたら，左向きもやってみましょう．

Ⅲ　さぁ，体操を始めましょう！　Ⓑ 体操レッスン

レッスン 2 - 4 猫のポーズ（腹這い）

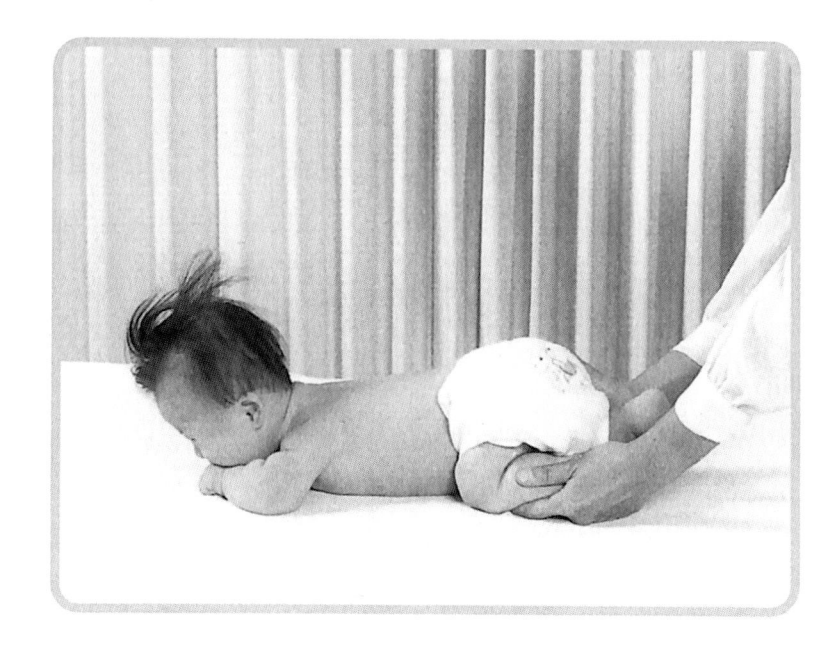

　赤ちゃんの片脚に手を当て，すねを軽く握り，膝を曲げ，おなかの下に入れ込みます．もう一方の膝も同じように曲げ，しばらくそのポーズをさせます．

注：難しいときは腹這いのまま抱き上げ，両膝を曲げて猫のポーズをつくり，そのまま床に下ろします．

ステップ 3 の評価に達したら，体操レッスン 3 を始めましょう．

レッスン 3

全身運動	3-1 （あお向き）	腕の屈伸
歩く準備	3-2 （あお向き）	膝の屈伸
からだを回す	3-3 （腹這い）	背をそらす
這う準備	3-4 （腹這い）	片手におもちゃ

ステップ 3
標準月齢8カ月

- 座位姿勢
- 立位姿勢
- 姿勢を変える
- 腹這い姿勢

III さぁ，体操を始めましょう！　Ⓑ 体操レッスン

レッスン 3 -1 腕の屈伸（あお向き）

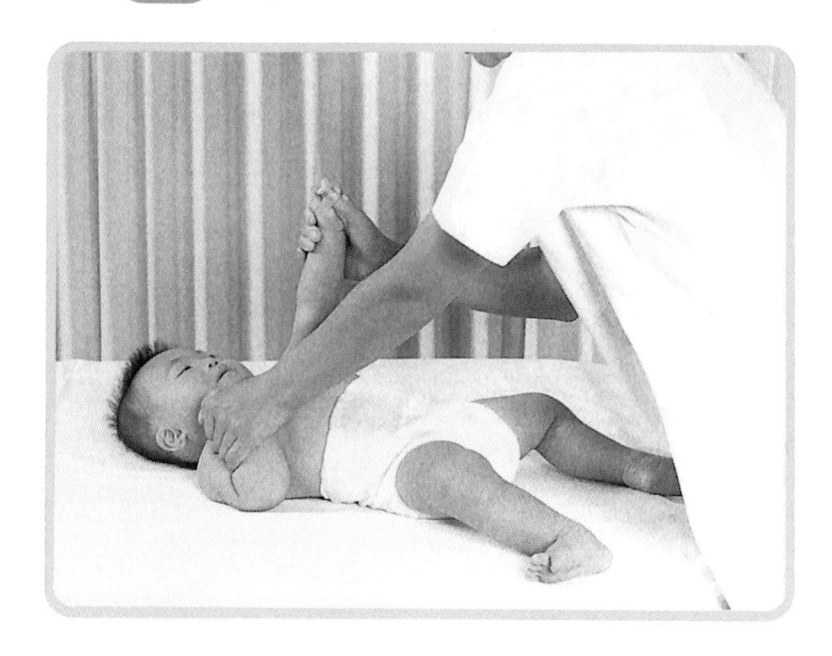

　両手の親指を赤ちゃんに握らせ，残りの指で赤ちゃんの手の甲を持ちます．

　片腕は台につけて肘を曲げ，他方の腕はまっすぐ上に伸ばします．

　両腕を曲げたり伸ばしたり，ゆっくりと，しかしリズミカルに交互に運動させます．

　7，8回繰り返します．

レッスン 3 -2 膝の屈伸（あお向き）

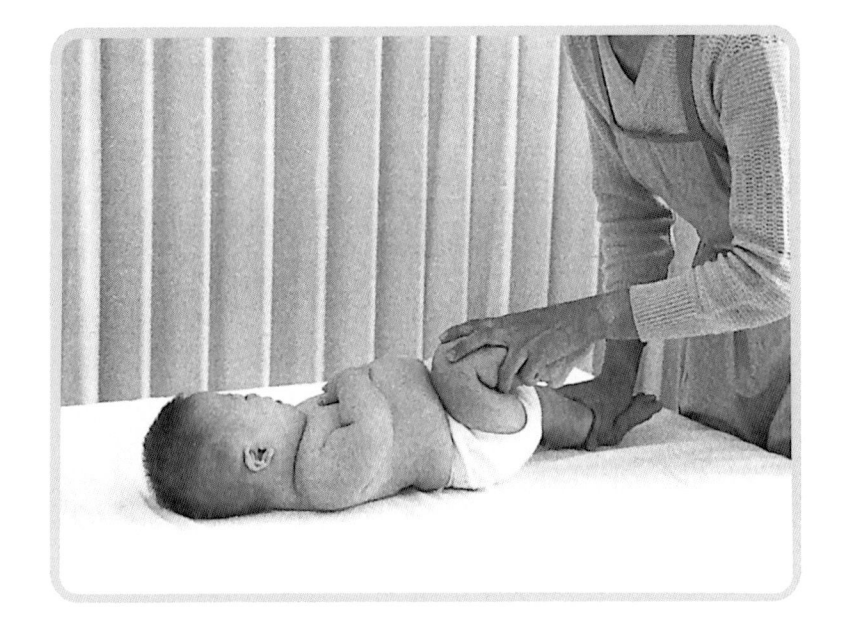

両手で赤ちゃんの膝下を軽く持ちます．

片脚は伸ばして床につけ，他方の脚は，太ももがお腹につくように，できるだけ強く膝を曲げ，それからゆっくりと伸ばします．

続けて左，右とゆっくり屈伸します．

レッスン 3-3 背をそらす（腹這い）

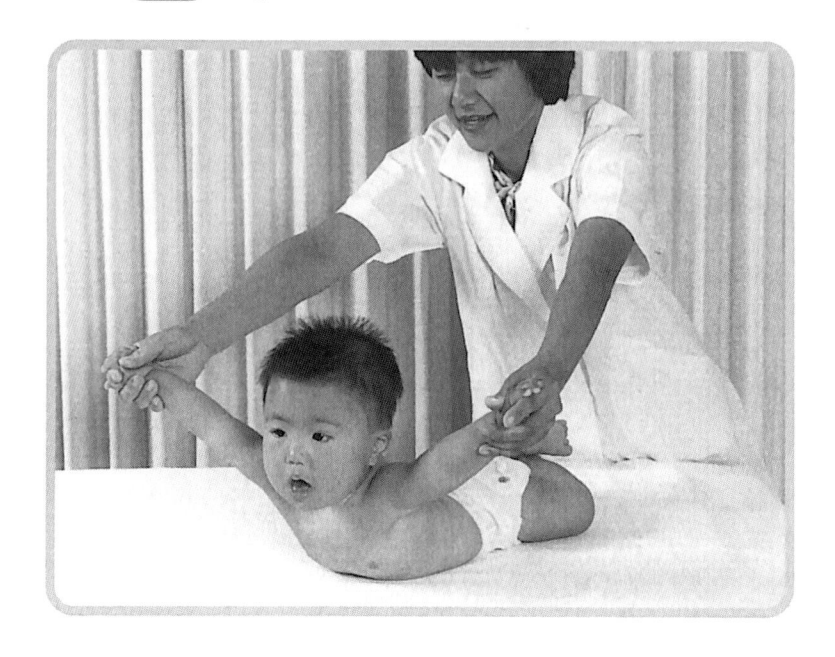

　赤ちゃんの両腕を広げて床に置きます．それから，赤ちゃんの両手を軽くつかみ，両腕を斜め前方に伸ばします．

　肘を伸ばしたままの姿勢で，赤ちゃんの両腕を少し広げながら持ち上げると，赤ちゃんは自分から上半身を起こして，背をそらします．

　しばらくその姿勢を保ち，それから腕をもとのように斜め前にしてから，床につけます．

注：赤ちゃんの腕を引っ張り上げるのではなく，自分で上体を起こすのを待ちます．

レッスン 3 -4 片手におもちゃ（腹這い）

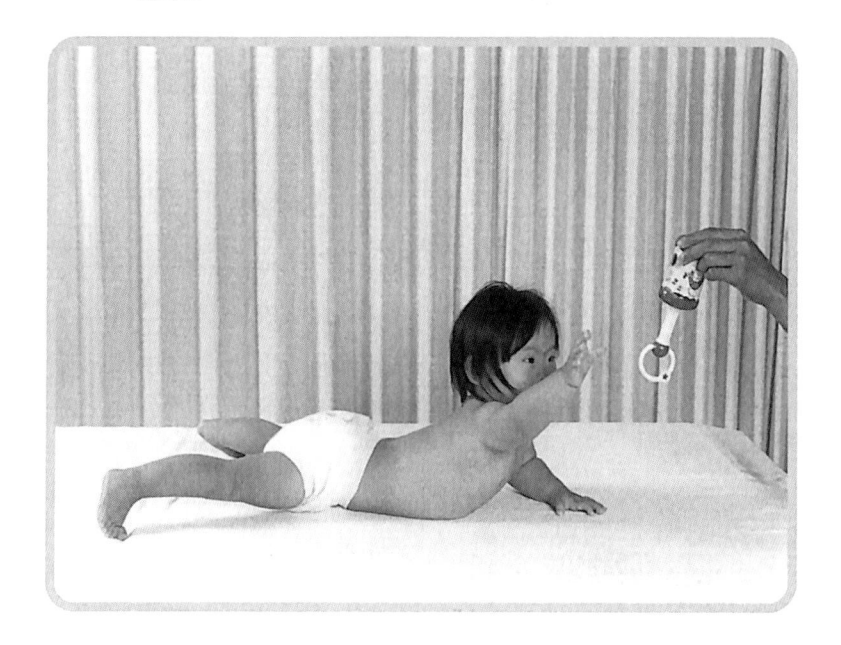

　握りやすいおもちゃを赤ちゃんの肩の高さで軽く動かしながら,「持ってごらん」と促します.

　取れないときは,手の甲に軽くおもちゃを当てて,少しずつ高くし,手が床を離れるようにします.

ステップ 4 の評価に達したら，体操レッスン 4 を始めましょう．

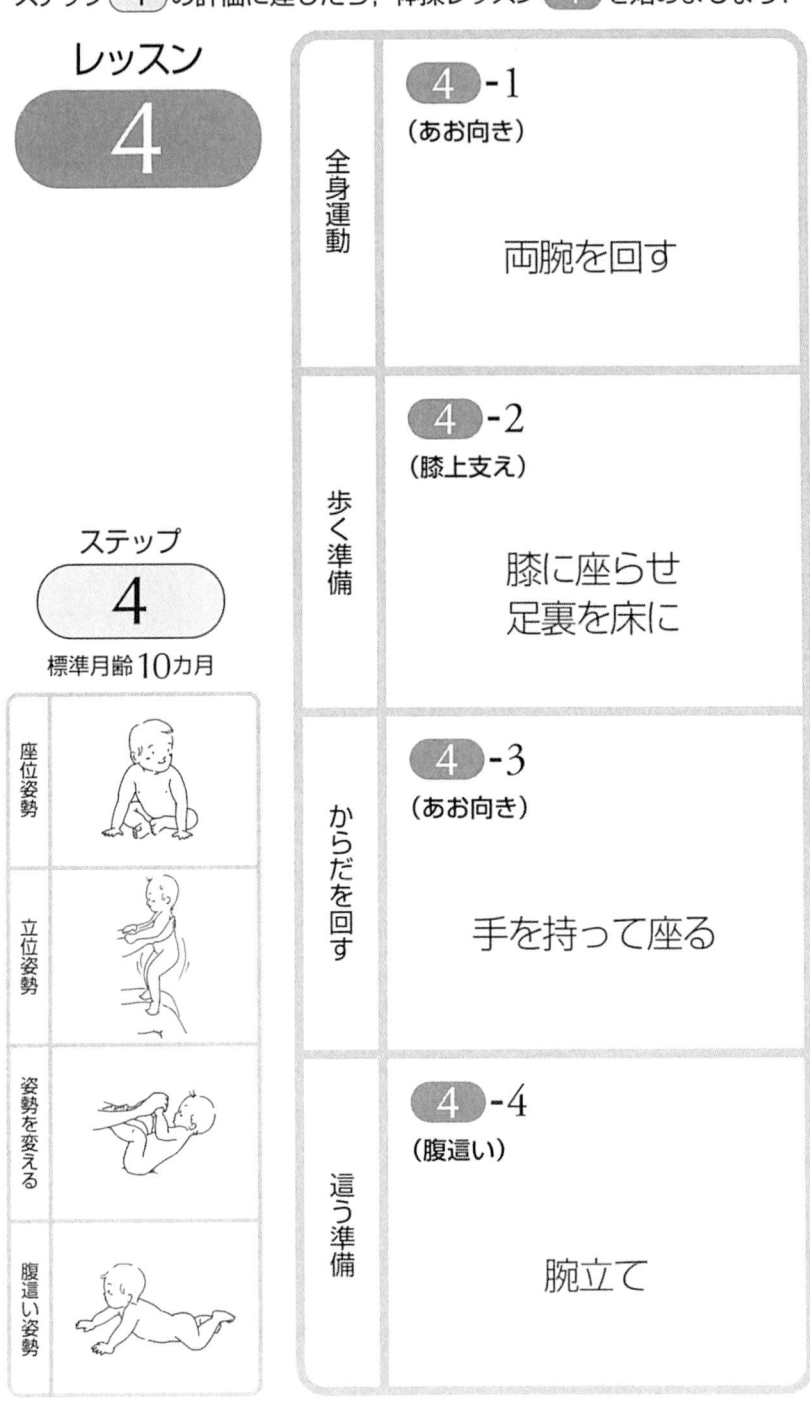

レッスン 4

ステップ 4
標準月齢10カ月

座位姿勢	全身運動	**4-1** （あお向き） 両腕を回す
立位姿勢	歩く準備	**4-2** （膝上支え） 膝に座らせ足裏を床に
姿勢を変える	からだを回す	**4-3** （あお向き） 手を持って座る
腹這い姿勢	這う準備	**4-4** （腹這い） 腕立て

レッスン 4-1 両腕を回す（あお向き）

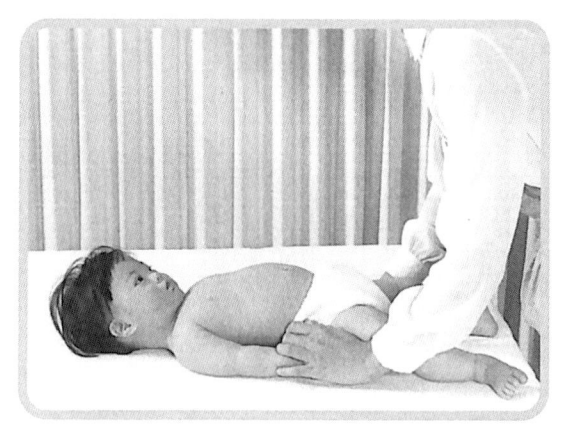

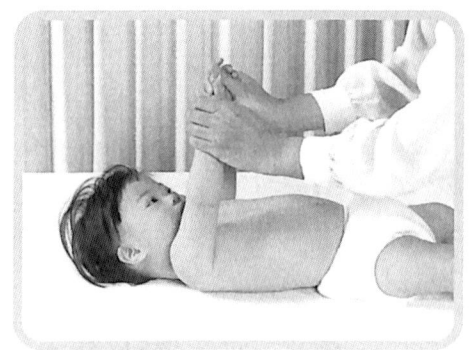

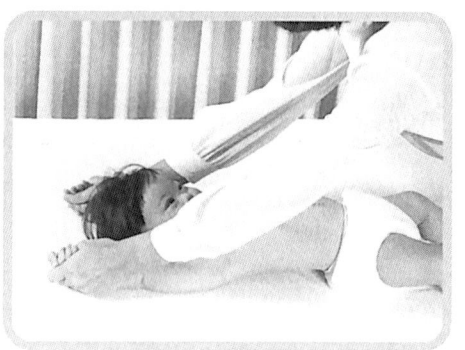

　親指を握らせ，赤ちゃんの両腕を伸ばして両脇につけます．そのまま，ゆっくり上方に持ち上げ，肩を軸に空中で半円を描いて，頭の両横に降ろします．

　それから床に半円を描くように，腕を両脇に戻します．

　4，5回繰り返します．

レッスン 4-2 膝に座らせ足裏を床に(膝上支え)

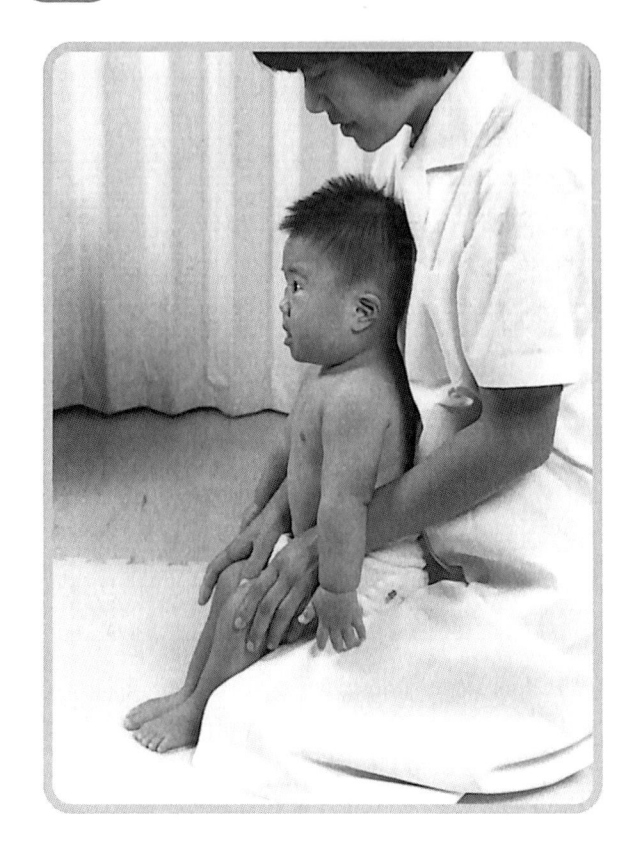

　赤ちゃんを膝に浅く座らせ, 足裏を床にぴったりつけさせます.

　最初は腰を支えてあげますが, 慣れてくると手の位置を下げ, 赤ちゃんの膝を下に押しながら支えます.

　テレビを見たり, 家族で遊ぶとき, この姿勢をとらせ, しばらく続けましょう.

レッスン 4-3 手を持って座る（あお向き）

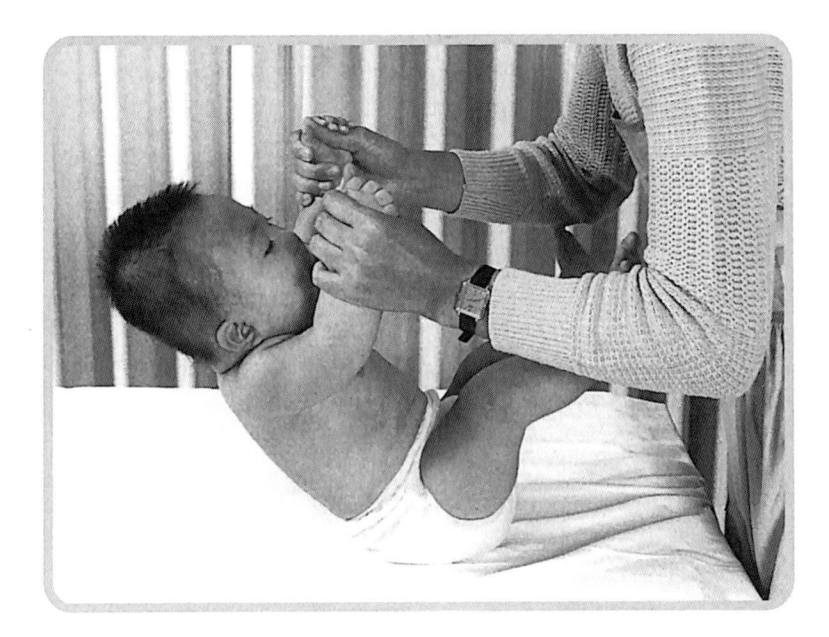

　両手の親指を赤ちゃんに握らせ，手のひらが向き合うように手を持ちます．両腕が肩より広がらないように注意しながら「起っきしようね」と声をかけ，少し手を引きます．

　赤ちゃんが肘を曲げて自分から積極的に上体を起こすまで待ち，起きるのを助けるように，手を引いて座らせるようにします．

注：引き起こすのではなく，赤ちゃんが手を支えにして，自分で起きられるようになるための練習です．

レッスン 4-4 腕立て（腹這い）

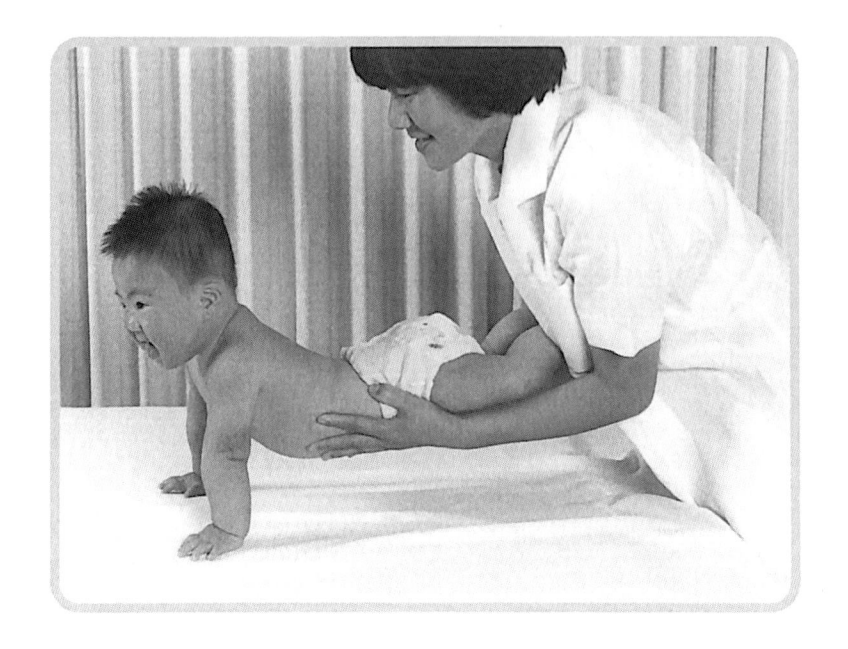

　両手を赤ちゃんの脇腹からおなかの下にさし込み，腰から下をゆっくり持ち上げ，赤ちゃんが腕だけでからだを支えるようにします．

　赤ちゃんを前に押しぎみにして，腕を床と垂直に保ち，自分で力を入れて肘を伸ばすのを待ちます．

　赤ちゃんの発達に合わせて，保持する時間を長くします．

注：手のひらを広げてピッタリ床につけていますか？　握りこぶしで支えているときは，このレッスンは早すぎます．両手をたたく遊びや，大きめのおもちゃを持たせて，手が開くのを促しましょう．

ステップ 5 の評価に達したら，体操レッスン 5 を始めましょう．

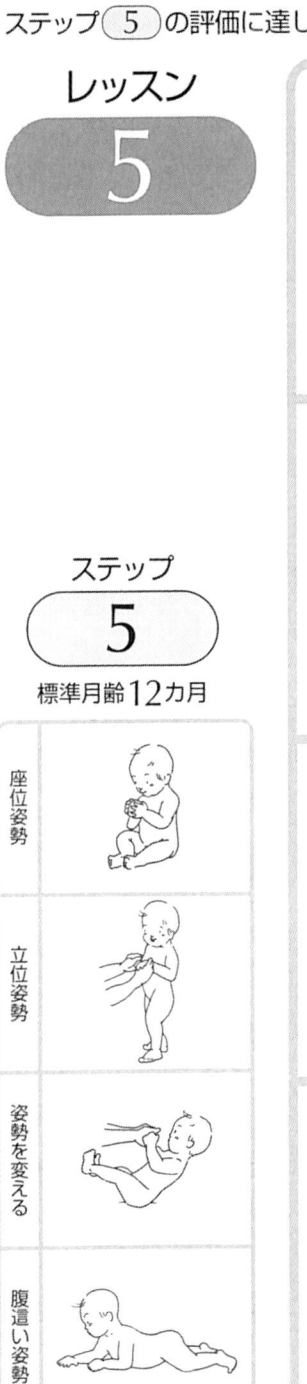

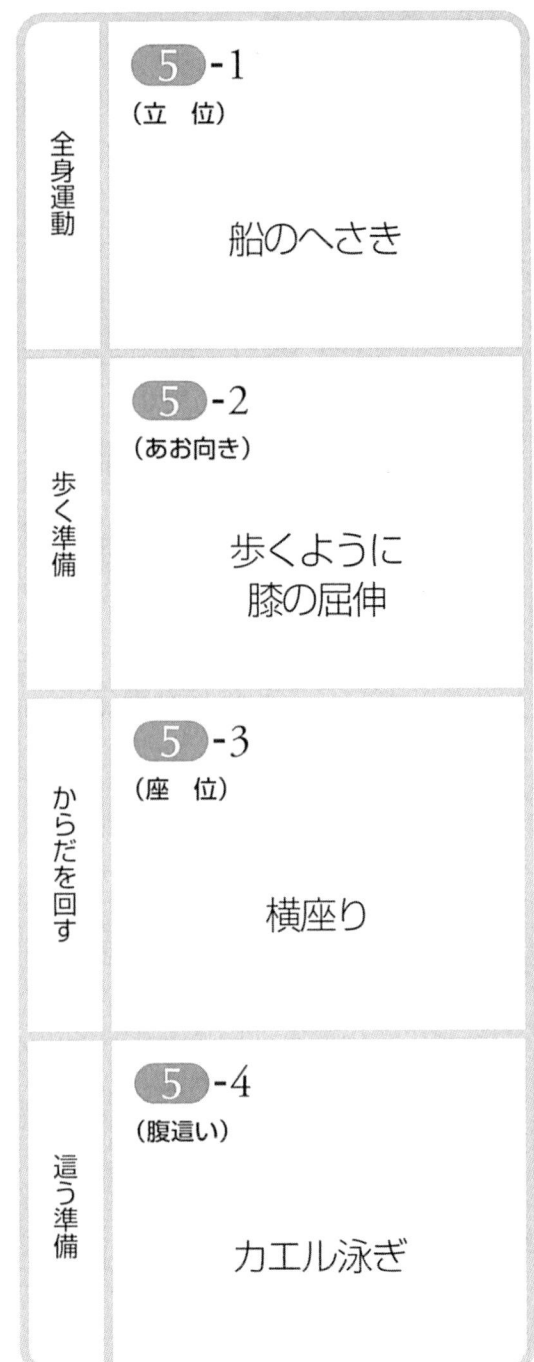

レッスン 5

ステップ 5
標準月齢12カ月

座位姿勢	
立位姿勢	
姿勢を変える	
腹這い姿勢	

全身運動	5-1 （立位）	船のへさき
歩く準備	5-2 （あお向き）	歩くように膝の屈伸
からだを回す	5-3 （座位）	横座り
這う準備	5-4 （腹這い）	カエル泳ぎ

Ⅲ　さあ，体操を始めましょう！　Ⓑ 体操レッスン

レッスン 5 -1 船のへさき（立位）

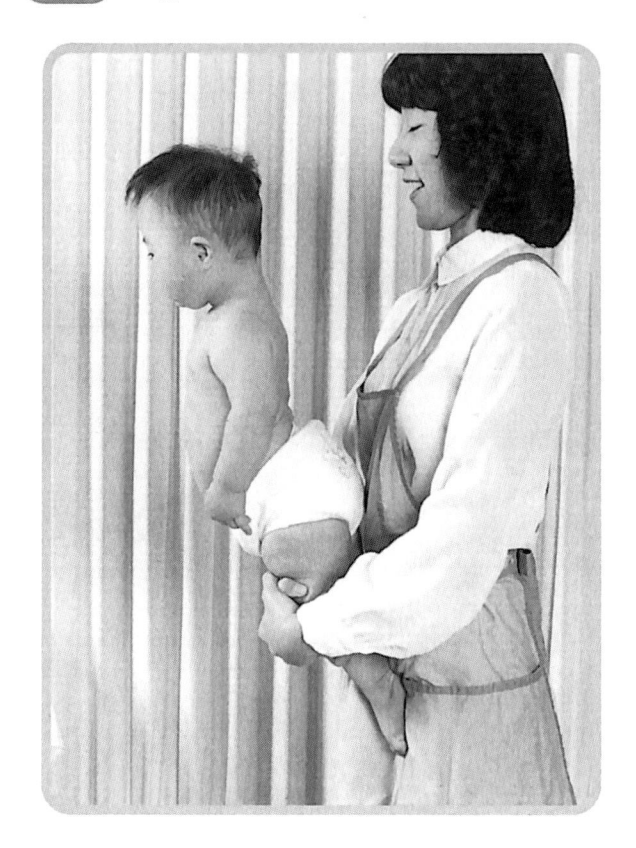

　赤ちゃんを後ろから抱き上げ，赤ちゃんの足裏を腰のあたりで支えます．

　片手で赤ちゃんの胸を，もう一方の手で膝のあたりを支え，それからからだを少し前に傾け上体を宙に浮かします．

　慣れると，胸に当てた手は下方にずらし，両手で膝を支える姿勢を保持できれば完成です．

レッスン 5 -2 歩くように膝の屈伸（あお向き）

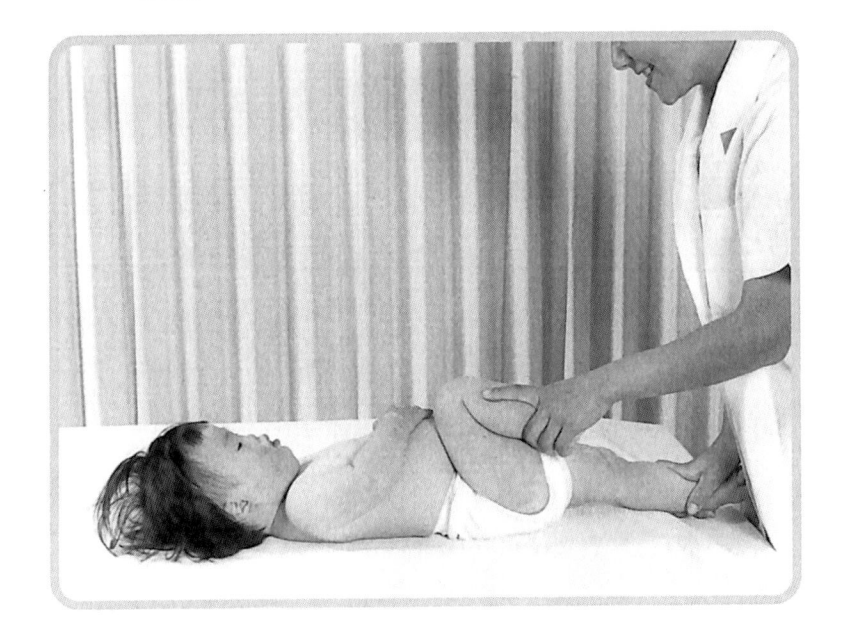

　両手で赤ちゃんの両足首を持って，左右交互に歩くようなリズムで膝の屈伸を繰り返します．

　はじめはゆっくりと，慣れてきたら，少し速くします．

レッスン 5-3 横座り（座位）

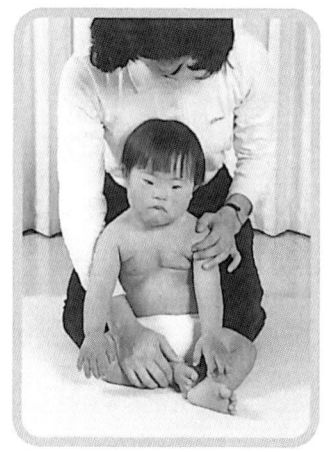

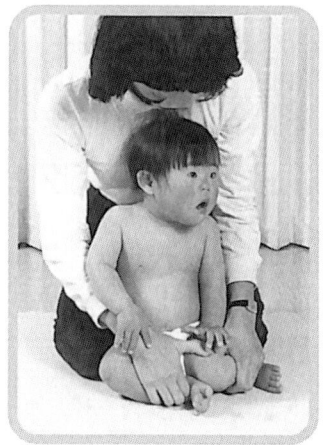

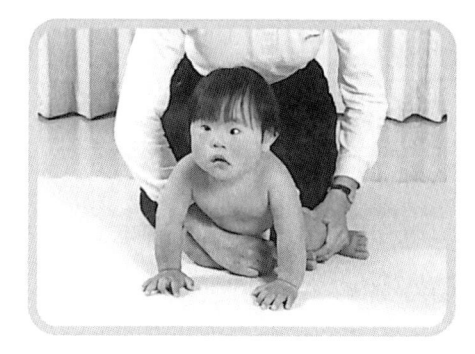

　赤ちゃんの後ろに膝をついて座り，右手で赤ちゃんの右足首を持ち，膝を曲げてからだに近づけます．

　次に左手で赤ちゃんの左膝下を持って，膝を外に曲げ，左膝と右足裏が触れるようにします．赤ちゃんが補助なしに，自分でこの姿勢をとることができるように練習します．

　横座りができたら，赤ちゃんの前におもちゃを置いて両手をつき，四つ這い姿勢をとるように誘います．横座りから四つ這い姿勢へ，四つ這いから横座りへ，左右とも練習します．

レッスン 5 -4 カエル泳ぎ（腹這い）

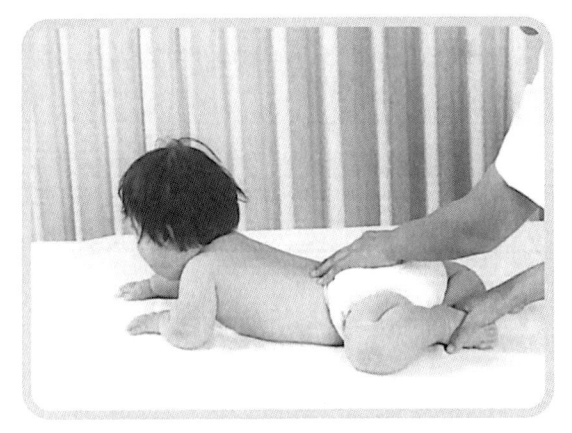

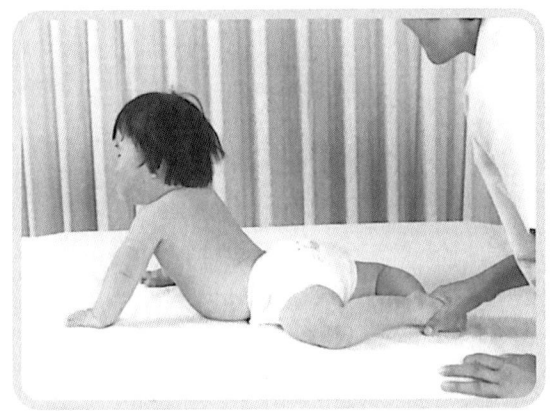

　右手で赤ちゃんの両足を持ち，かかとがお尻につくまでしっかり膝を曲げ，それから左手で背中を軽く押さえて，おなかを床につけます．

　右手で両脚が床上をすべるように，ゆっくり大きく前後に数回動かし，強く曲げた位置で固定すると，赤ちゃんは，あなたの手を踏切り板にして，バネのように脚を伸ばし前進します．

　4，5回繰り返します．

ステップ 6 の評価に達したら，体操レッスン 6 を始めましょう．

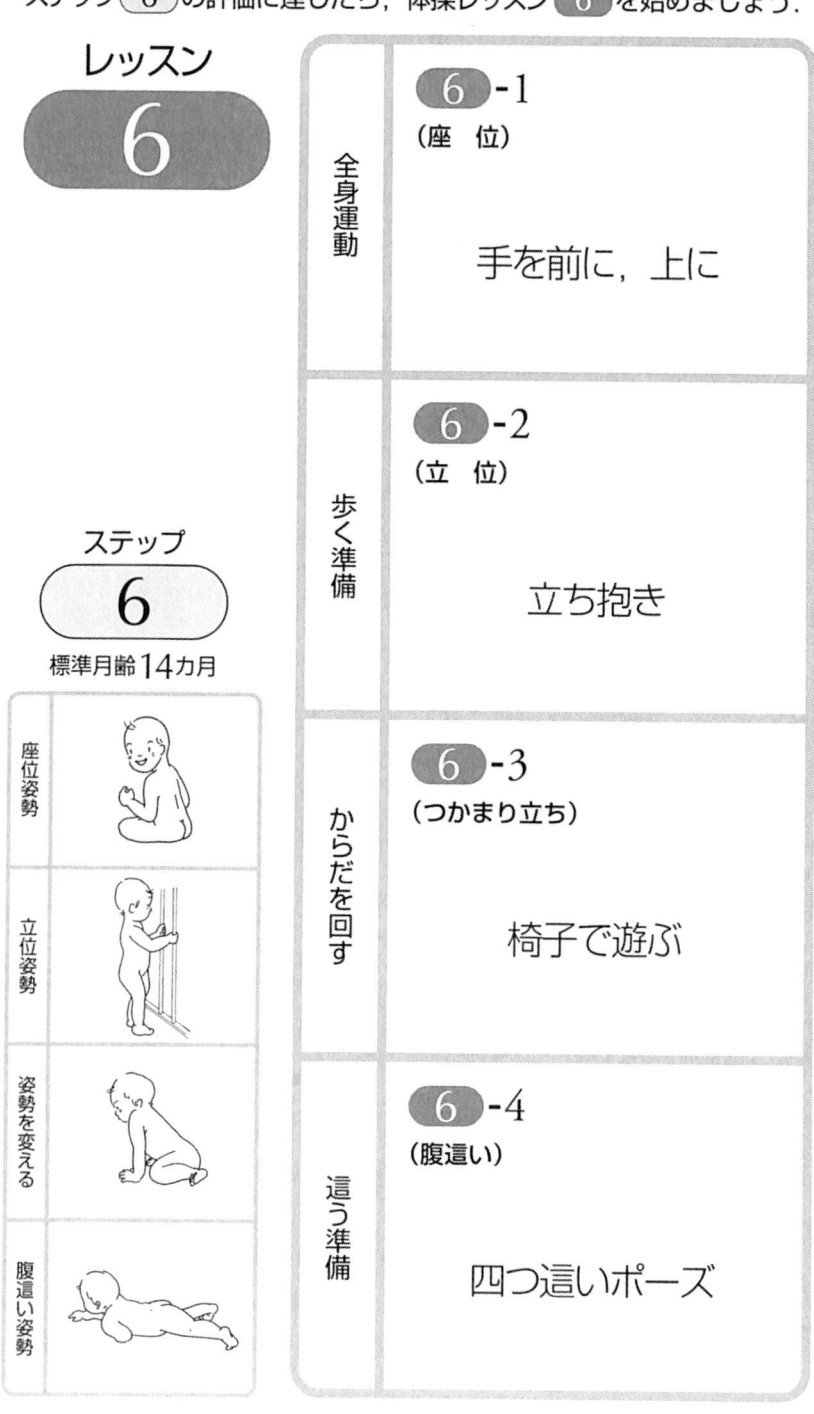

レッスン 6

ステップ 6
標準月齢14カ月

座位姿勢	
立位姿勢	
姿勢を変える	
腹這い姿勢	

全身運動	6-1 （座位）	手を前に，上に
歩く準備	6-2 （立位）	立ち抱き
からだを回す	6-3 （つかまり立ち）	椅子で遊ぶ
這う準備	6-4 （腹這い）	四つ這いポーズ

レッスン 6-1 手を前に,上に（座位）

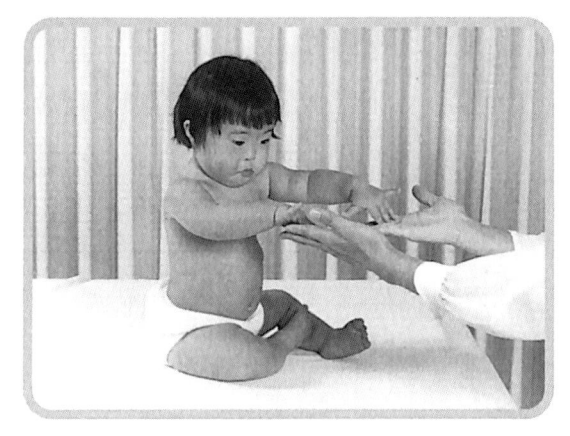

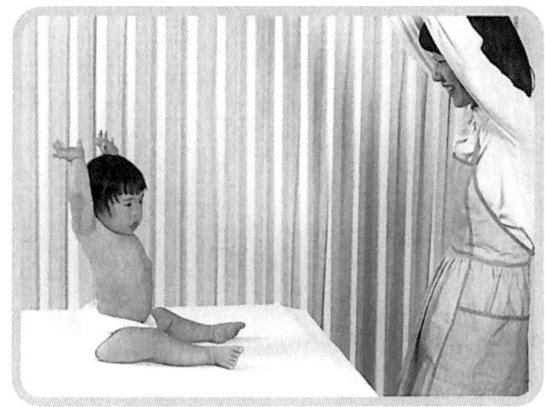

　向き合い,両手を肩の高さに上げて「手をつなぎましょ」と声をかけ,赤ちゃんが前に手を出すと,両手をつないで2,3回横に振ります.

　次に「おてて,高い高い」などと声をかけながら両手を高く上げて,赤ちゃんにまねるよう促します.

注：動作の模倣ができるようになったら,声かけをして,やさしい動作をやって見せ,まね遊びをしましょう.

レッスン 6-2 立ち抱き（立位）

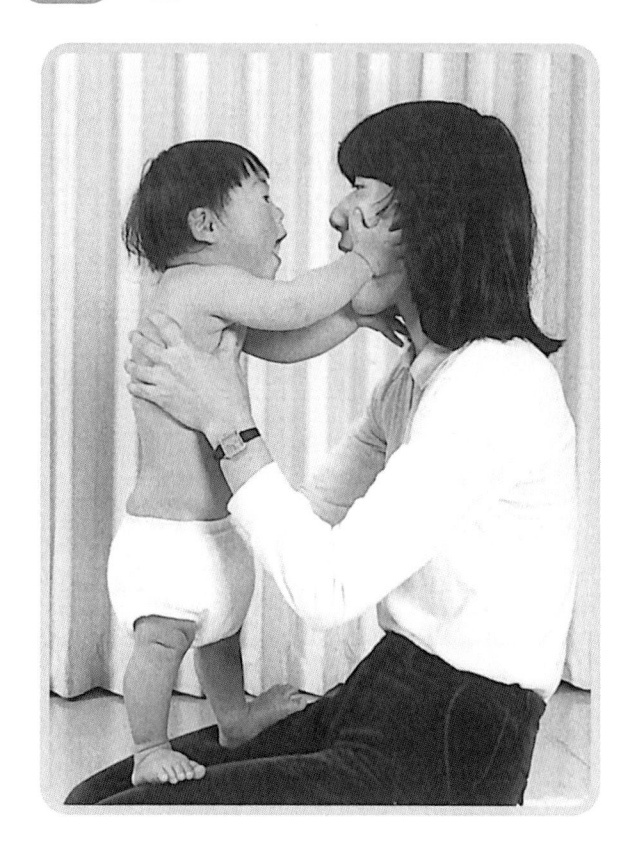

　赤ちゃんを膝上に抱き上げて立たせます.

　両脇で支え，顔に手を触れさせて，赤ちゃんに口や鼻に興味をもたせます．口に手を近づけたら息を吹きかけたりして，刺激を与えます.

　歌を歌ったり，お話したり，楽しく過ごすとしばらく立っていることができます.

レッスン 6 -3 椅子で遊ぶ（つかまり立ち）

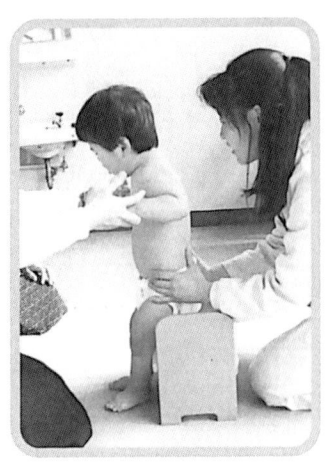

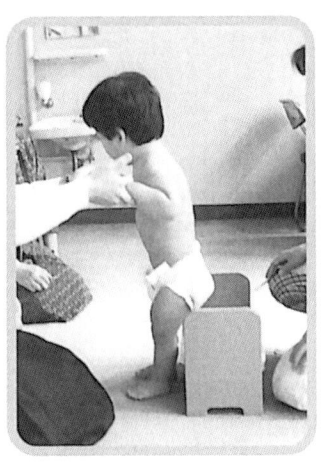

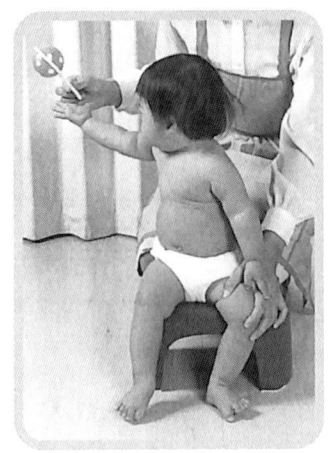

赤ちゃんの後ろに座り，腰を持って椅子に座らせます．慣れると向き合い両手を持ち，立ったり座ったりを繰り返し促します．

支えなしに座れるようになったら，後ろから左手で赤ちゃんの太ももを軽く押さえ，右手でおもちゃを見せ，後ろに動かして，上半身をひねらせます．同様に反対側も．

注：赤ちゃんが座ると，足裏がピッタリ床につく高さの椅子を用意します．

レッスン 6 -4 四つ這いポーズ（腹這い）

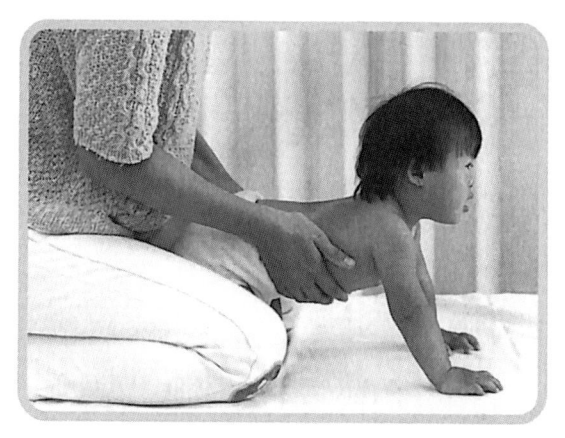

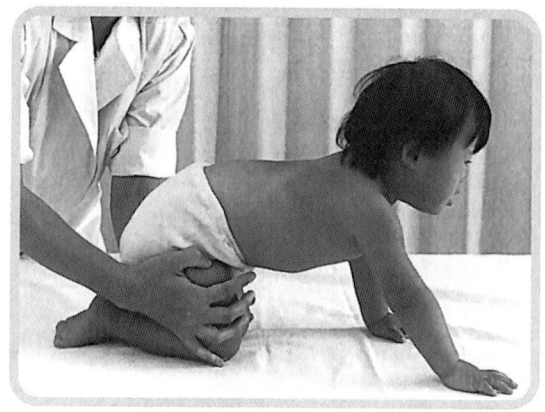

赤ちゃんの脚をはさんで床に座ります．

両手を赤ちゃんの胸に当てて，からだを持ち上げながら，背中が床と平行になるまで引き寄せ，腕を垂直に保たせます．

赤ちゃんが一人でおなかを持ち上げられるようになったら，両膝を支え，お尻をかかとにつけたり，離したりする運動を促します．

ステップ 7 の評価に達したら，体操レッスン 7 を始めましょう．

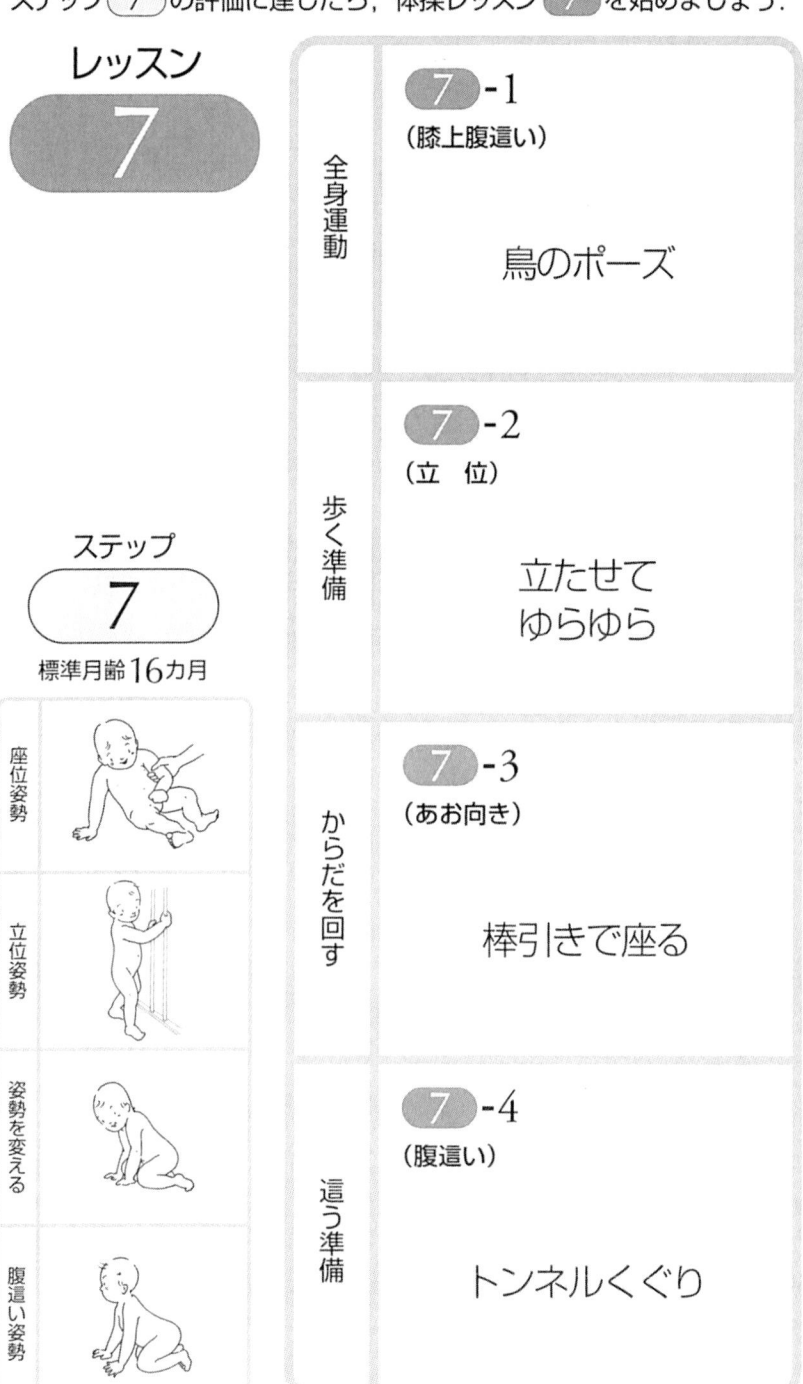

レッスン 7

ステップ 7
標準月齢16カ月

座位姿勢		
立位姿勢		
姿勢を変える		
腹這い姿勢		

全身運動	**7-1** （膝上腹這い）	鳥のポーズ
歩く準備	**7-2** （立位）	立たせてゆらゆら
からだを回す	**7-3** （あお向き）	棒引きで座る
這う準備	**7-4** （腹這い）	トンネルくぐり

III さあ，体操を始めましょう！ Ⓑ 体操レッスン

レッスン 7-1 鳥のポーズ（膝上腹這い）

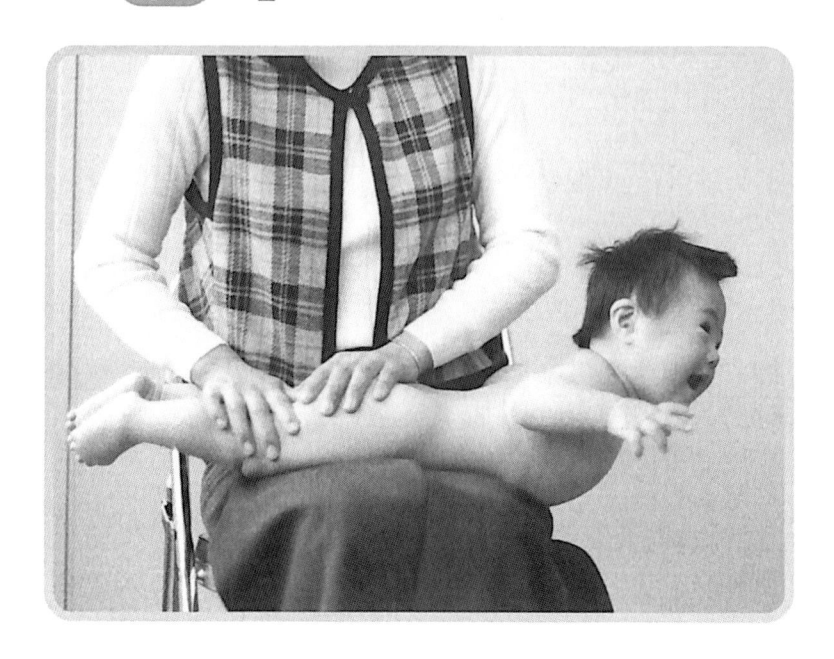

椅子に座り，赤ちゃんを抱き上げ，膝の上に腹這いに寝かせます．

赤ちゃんの胸から上を膝の外に出し，片方の手で下半身を押さえ，他方の手で胸を押し上げてから，水平に保たせるよう，軽く胸を支えます．

最終的には，胸の支えなしに水平に保つようになれば完成です．

補助者に前からあやしてもらい，頭を上げるように促すと，胸をそらし，良い姿勢になります．

レッスン 7 -2 立たせてゆらゆら（立位）

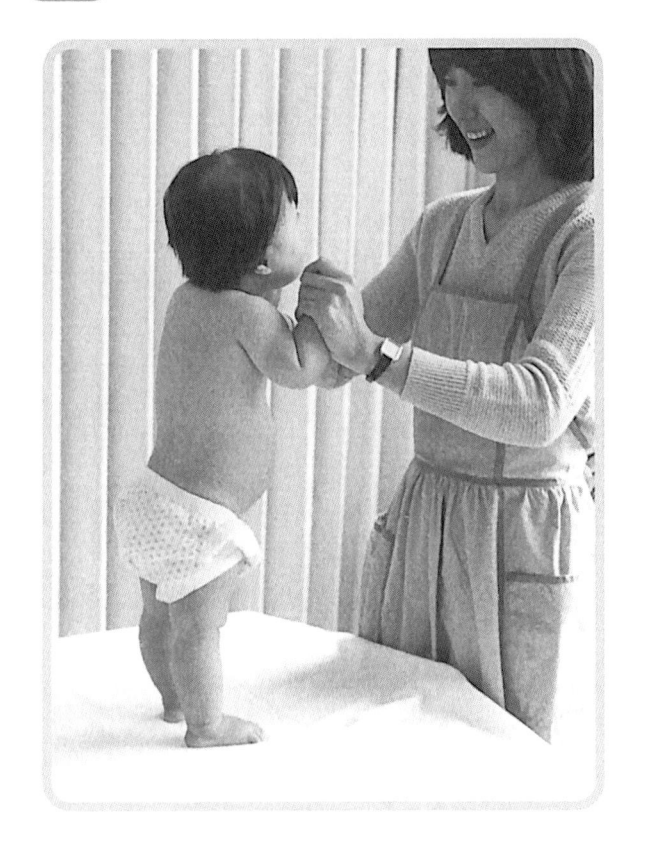

向き合って赤ちゃんの両手を持ち，立たせます．

顔を見つめ，歌を歌いながら，赤ちゃんをリズミカルに軽くゆらせます．

慣れてきたら，片手を離してゆらせます．離した手は背中のそばに置いて，赤ちゃんが倒れそうになったら助けます．

レッスン 7 -3 棒引きで座る（あお向き）

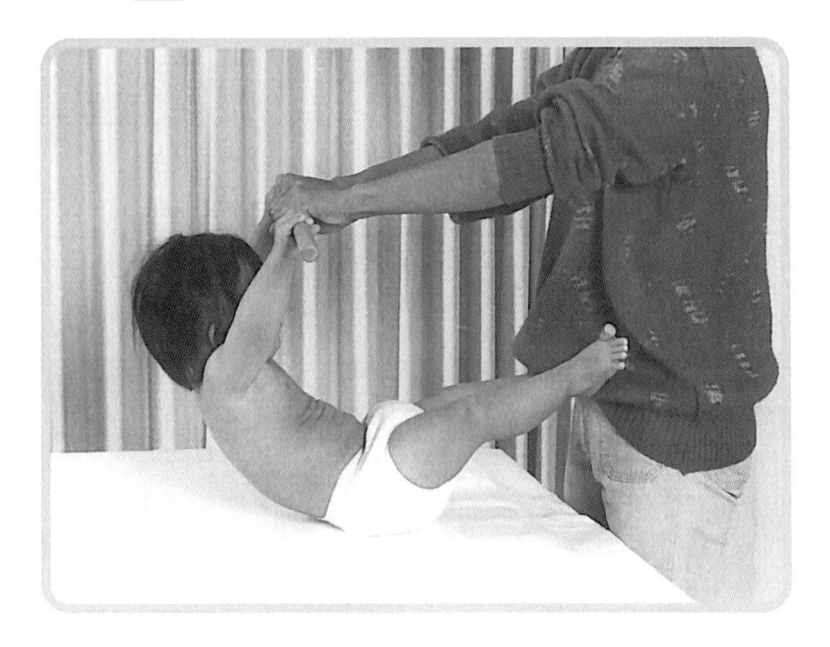

　赤ちゃんが握れる太さで，60cm くらいの棒を用意します．

　棒の両端を持って赤ちゃんの顔前に差し出し，棒の真ん中を両手で握らせます．

　しばらく棒の引っ張りっこをして遊び，しっかり握れるようになったら，そのまま引っ張って引き起こし，座らせます．

レッスン 7-4 トンネルくぐり（腹這い）

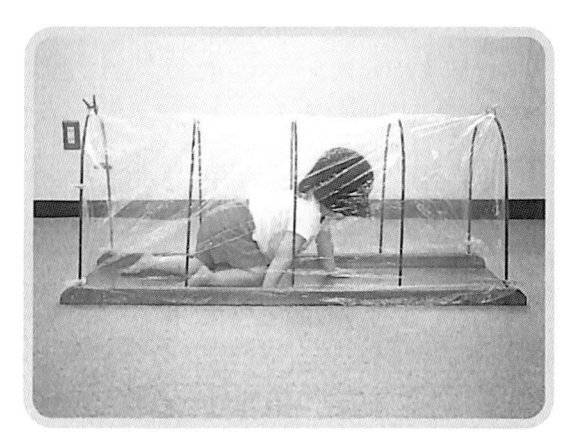

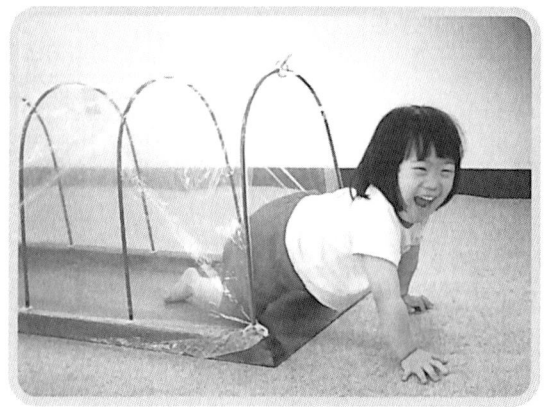

　はいはいができるようになると，四つ這いで，どんどん這いまわるよう促します．

　大人が両手を床についてつくるトンネルや，空き箱のトンネルで，赤ちゃんにくぐり抜けるよう誘います．

　膝を伸ばしたまま這う赤ちゃんには，トンネルをだんだん低くして，脚を曲げさせるよう刺激します．

ステップ 8 の評価に達したら，体操レッスン 8 を始めましょう．

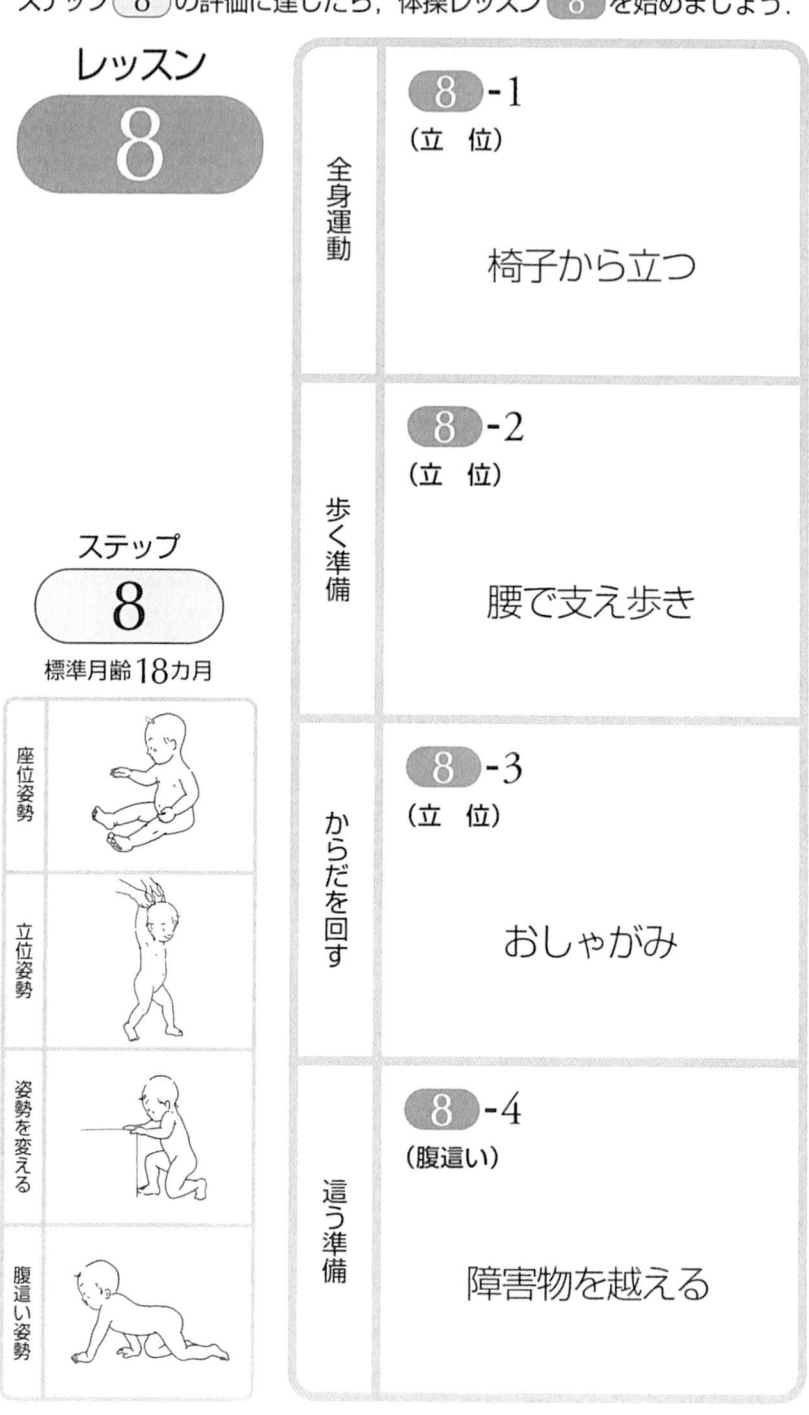

レッスン 8

ステップ 8
標準月齢18カ月

座位姿勢	
立位姿勢	
姿勢を変える	
腹這い姿勢	

全身運動	**8-1** (立位) 椅子から立つ
歩く準備	**8-2** (立位) 腰で支え歩き
からだを回す	**8-3** (立位) おしゃがみ
這う準備	**8-4** (腹這い) 障害物を越える

レッスン 8 -1 椅子から立つ（立位）

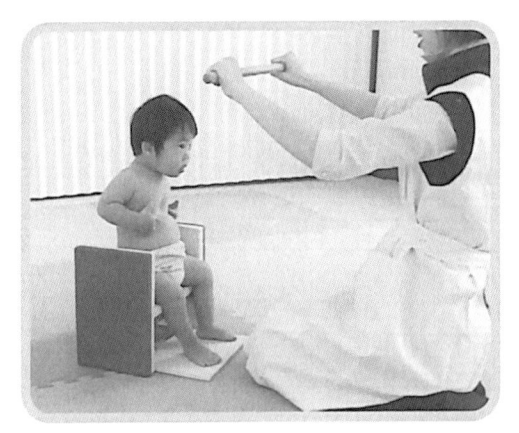

椅子に座らせて，赤ちゃんの目の高さに棒を差し出します．
棒に興味をひかせ，立ち上がって棒を握るように促します．

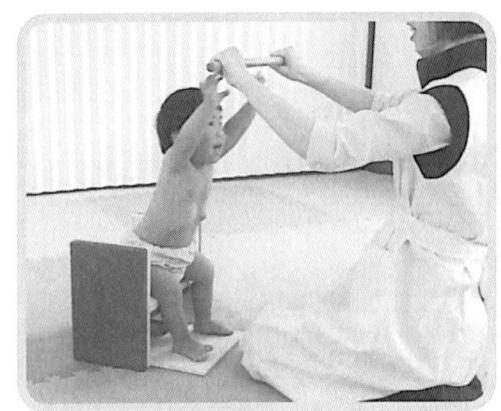

赤ちゃんがしっかり足裏を踏ん張って，体重を感じながら，立ち上がるときの膝の使い方を練習します．

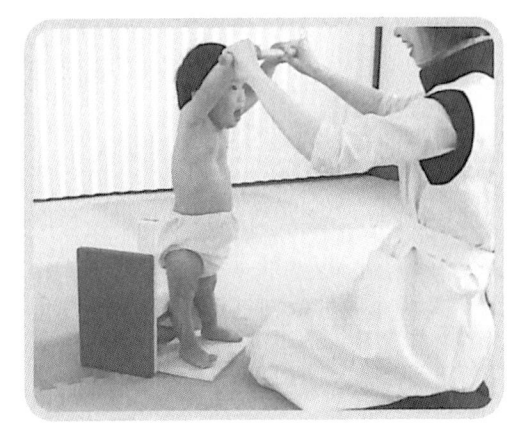

慣れてきたら，差し出す棒を少しずつ高くし，立ち上がってから棒を握れるようになれば完成です．

Ⅲ さあ，体操を始めましょう！　Ⓑ 体操レッスン

レッスン 8-2 腰で支え歩き（立位）

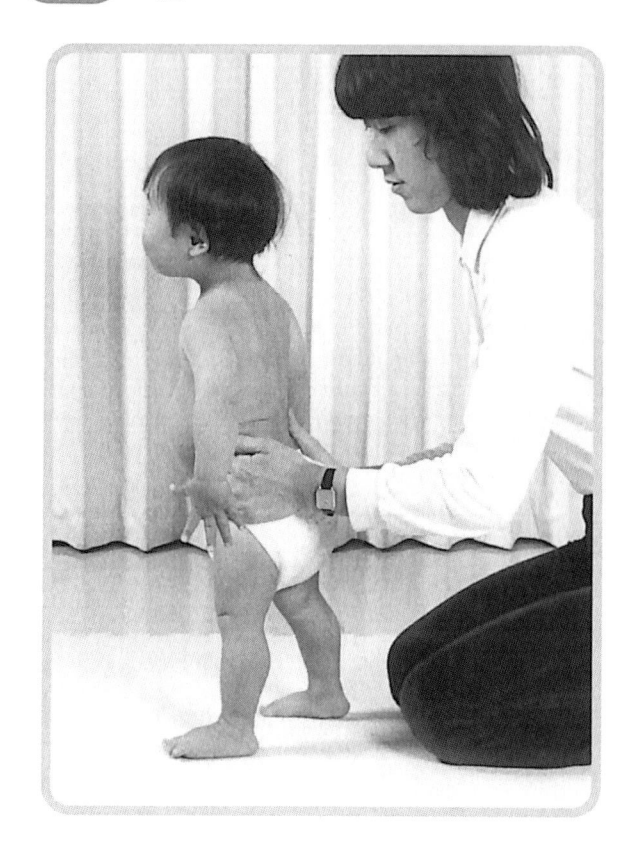

　赤ちゃんを背を向けて立たせ，後ろから赤ちゃんの腰に両手を置きます．

　「足を出して」と声をかけて，右の腰を前に押し出すと，右脚を一歩踏み出します．

　右，左と繰り返します．

レッスン 8-3 おしゃがみ（立位）

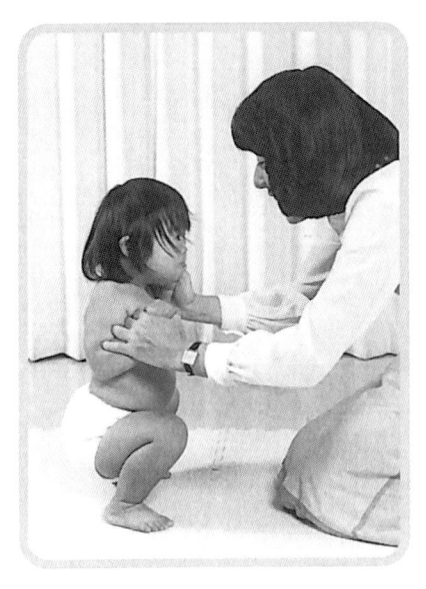

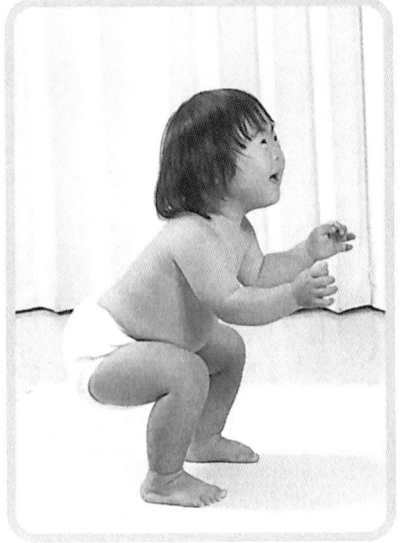

　立っている赤ちゃんと向き合い膝をついて座り，両手を赤ちゃんの前に出して，親指をつかませ，残りの指で赤ちゃんの手首をしっかり握ります．

　ゆっくり両腕を引き下げながら，声かけで赤ちゃんをしゃがませたり，立たせたりします．

　足元におもちゃを置き，しゃがんで取ってみせて，「おしゃがみ」を教えます．

　一人立ちができるようになったら，言葉の指示だけで，一人でしゃがむようになります．

レッスン 8 -4 障害物を越える（腹這い）

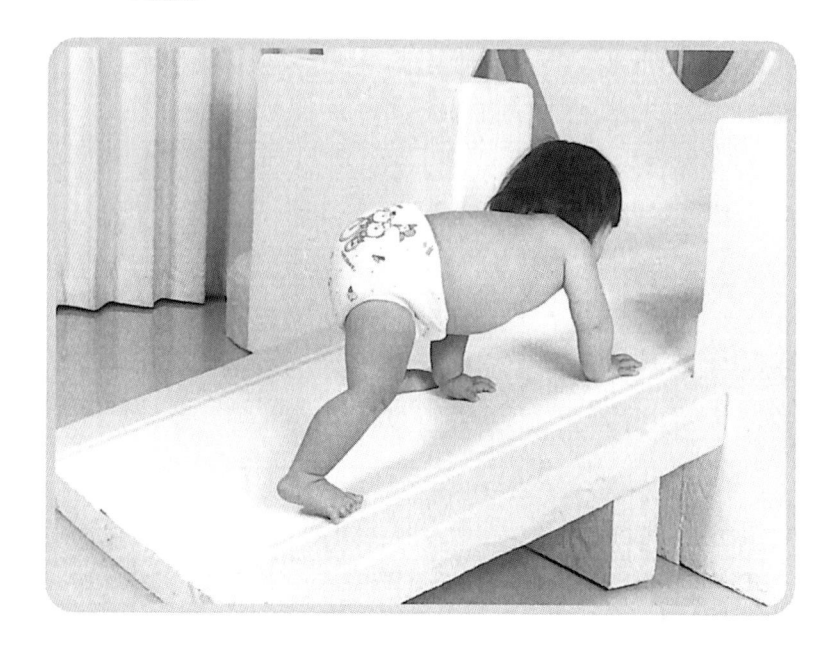

　伝い歩きができるようになっても，四つ這いは脚・腰を強くする良い運動ですから，遊びの一つとして楽しみながら続けましょう．

　座布団の山登り，坂道登りなど，家のなかや公園に適当な障害物がたくさんあります．

　這い登ることができても，降りることはまだできません．目を離さないで，抱いて降ろします．しかし，まもなく，後ろ向きのまま後ずさりして降りるようになります．

ステップ ⑨ の評価に達したら，体操レッスン ⑨ を始めましょう．

レッスン 9

全身運動	**⑨-1** （立 位）	空中鉄棒
歩く準備	**⑨-2** （立 位）	手押し車
からだを回す	**⑨-3** （あお向き）	一人立ち完成
這う準備	**⑨-4** （腹這い）	腹這い完成

ステップ 9
標準月齢 20カ月

座位姿勢	
立位姿勢	
姿勢を変える	
腹這い姿勢	

レッスン 9 -1 空中鉄棒（立位）

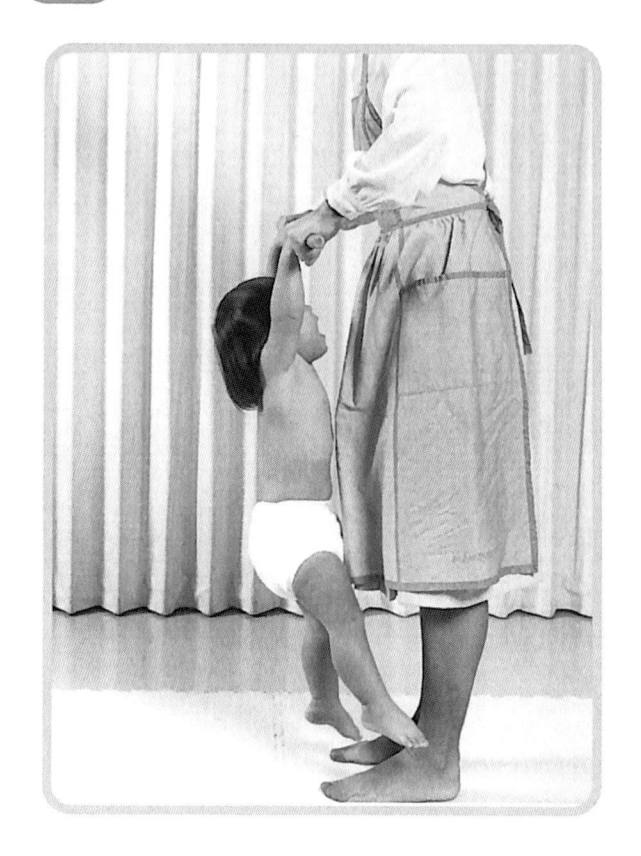

　赤ちゃんが握れる太さの棒を用意します．

　赤ちゃんと向き合い，棒の両端を持って立ちます．両腕を肩の幅に開いて棒を握らせ，その上に手を重ね，ゆっくりと持ち上げます．

　慣れたら一人で握らせ，赤ちゃんの手の外側を持って引き上げます．

注：床が固いときは，毛布を敷くなど，危険のないようにしましょう．

レッスン 9 -2 手押し車（立位）

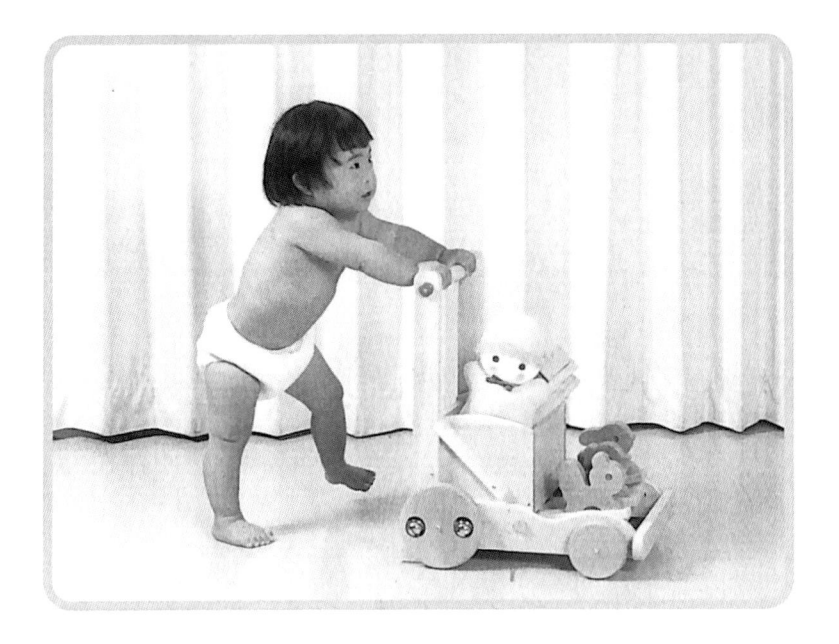

　手押し車を用意します．手押し車は，軽すぎると速くて危険ですから，適当な重さの荷物をのせます．

　赤ちゃんと一緒に押しながら，速さを調整し，一歩一歩，足の運びを練習させます．

　慣れると自分で押すようになります．

注：車の取っ手は，赤ちゃんの肩の高さか，やや低いのが適当です．

レッスン 9 -3 一人立ち完成（あお向き）

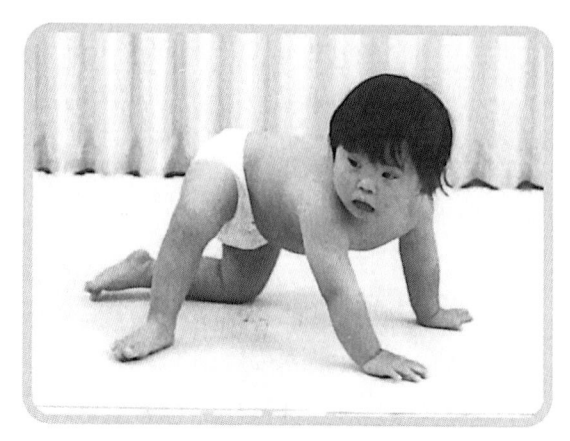

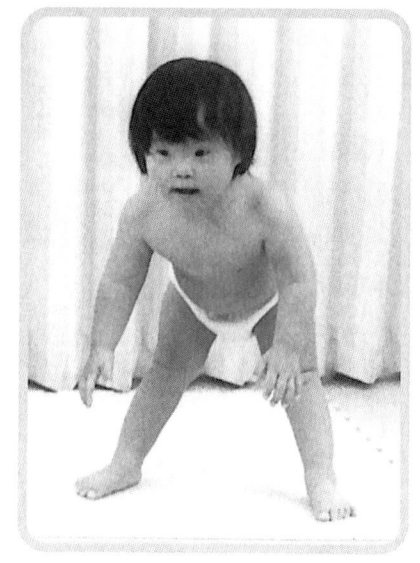

　あお向けに寝ころんでいる赤ちゃんに，「取ってごらん」と好みのおもちゃを見せます．

　赤ちゃんは腹這いになり，それから両腕でからだを持ち上げ，足裏を床につけ，両手を離して立ち上がります．

レッスン 9 - 4 腹這い完成（腹這い）

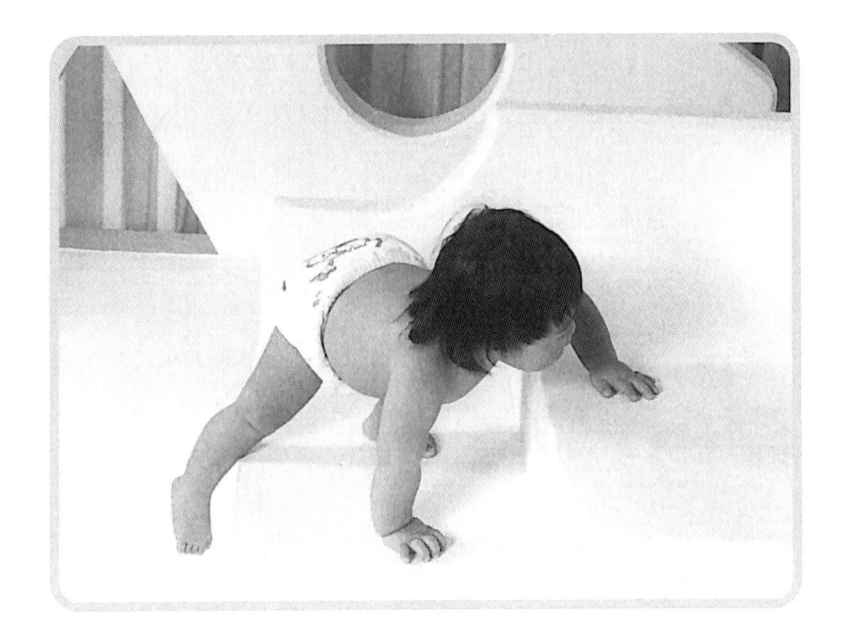

階段を這い登ることができたら，腹這いは完成です．

おもちゃを階段の少し上段に置いて，取るように励まします．

赤ちゃんに対して段差の大きい階段は，膝を曲げ，手のひらと膝で階段を登ります．段差が小さいところは，手のひらと足裏を階段にのせ，一段ずつ両足をそろえて登ります．

慣れてくると，片手，片足の交互運動で登ります．

注：階段は一人で登るようになっても，一人で降りられるようになるまで，しばらく日時を要しますから，見守り注意が必要です．

C 感覚運動

レッスン 1　向き合い話しかける（向き合う）

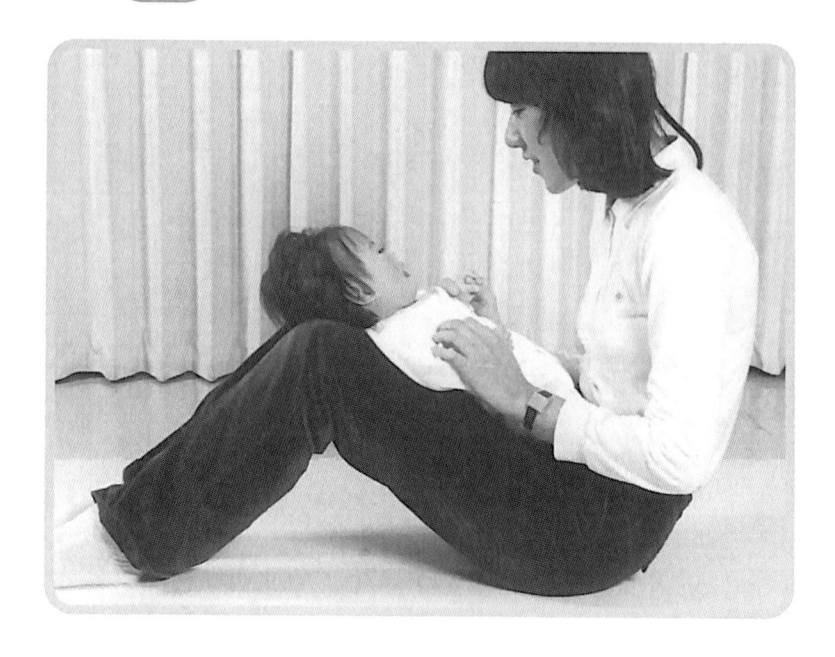

　赤ちゃんにとって、周囲はまばゆく、ざわめきに満ちた混沌の世界に思われますが、赤ちゃんは、すでに自分に向かってくる感覚情報から選択的に反応する能力を持っています．

　3カ月にもなれば、大人が赤ちゃんと向き合って笑顔で話しかけると、目と目が合って赤ちゃんが大人の目を見つめているのを感じることができるでしょう．

　また、赤ちゃんは人の声に敏感で、目覚めているときは調子の高い声に、まどろんでいるときは調子の低い声によく反応します．時には、お父さんの方がお母さんよりも、赤ちゃんを手早くなだめるのは、そのためかもしれません．

　赤ちゃんをあやすとき、「ばあ，ばあ，ばあ」「おはよう」のように、

短い連続音や単語を無意識に話します．さらにリズミカルに明るい表情で呼びかけると，赤ちゃんは音の変化に合わせ踊るようにからだを動かします．

　赤ちゃんが，あやしている大人にわかるように反応すれば，お返しとして，大人もまた，赤ちゃんとの情緒的な関係や愛着関係を強めるような接し方で接するようになります．ダウン症の赤ちゃんは，送ってくれるサインが弱いため，大人のお返しも弱くなりがちです．根気よく赤ちゃんの反応を引き出す工夫が必要です．

　赤ちゃんが大人と交流できるようになったら，兄姉やおもちゃにも関心を持たせることができるようになります．赤ちゃんの運動発達ステップに応じた姿勢をとらせ，おもちゃの与え方を工夫してみましょう．

　手指を使った運動を発達させるには，赤ちゃんをその気にさせ，意欲を引き出さねばなりません．それには家族の温かい見守りと楽しい雰囲気が必要です．

レッスン 2　おもちゃを目で追う（あお向き）

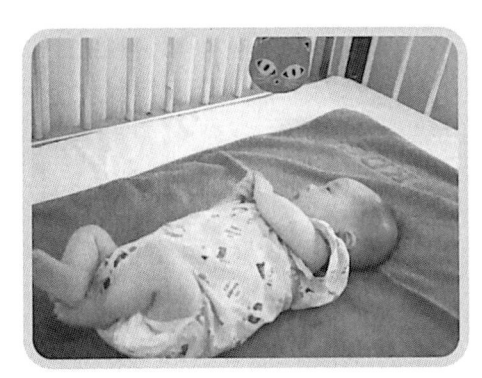

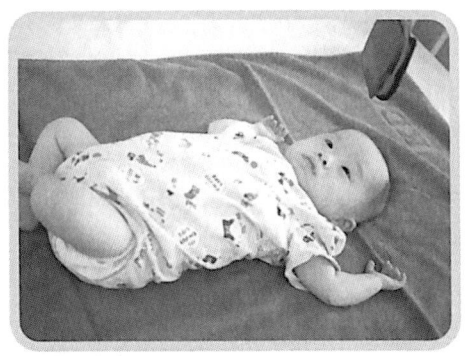

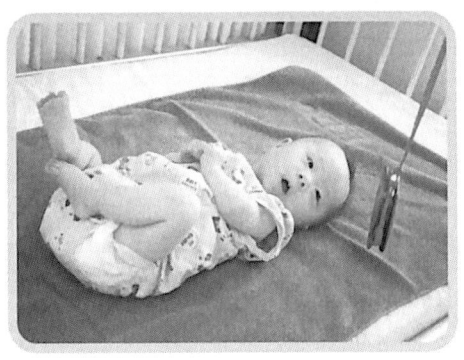

　赤ちゃんと向き合って目と目がしっかり合うようになったら、ゆっくり顔を横に動かしてみましょう。赤ちゃんの瞳が目尻にきて、大人の目の動きに従うのがわかります。首がしっかりしてくると、さらに顔を回してもっと端まで、追視します。

　次に、赤ちゃんの顔の上20cmくらいのところにおもちゃをつるし、右へ水平移動させ、赤ちゃんの目がおもちゃを捉えたら目の真上を通り、左へゆっくり動かします。

　このとき視線だけでなく、手や足の様子も観察します。はじめは、ものを見せると緊張して手足の動きが減ります。追視がうまくできるようになると、手足を動かして全身で喜びを表します。

レッスン 3 -1 おもちゃへ手を伸ばす（あお向き）

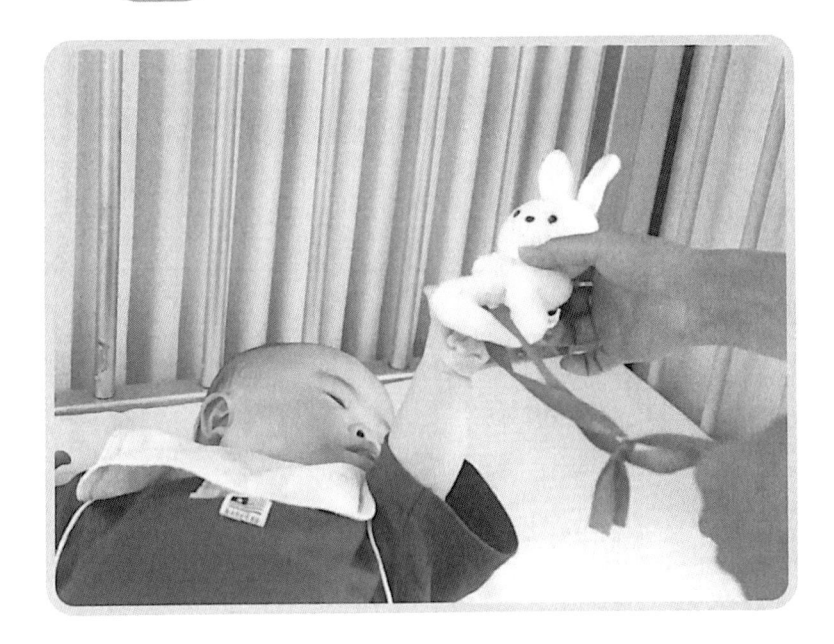

　赤ちゃんの視線の方向へ，お気に入りのおもちゃをつるしてゆっくりと近づけ，赤ちゃんがおもちゃを見つけたら，おもちゃを静止させます．手足の活動量が増え，手をおもちゃの方向に伸ばす動きが見られます．

レッスン 3 -2 積み木に触れる（膝上支え）

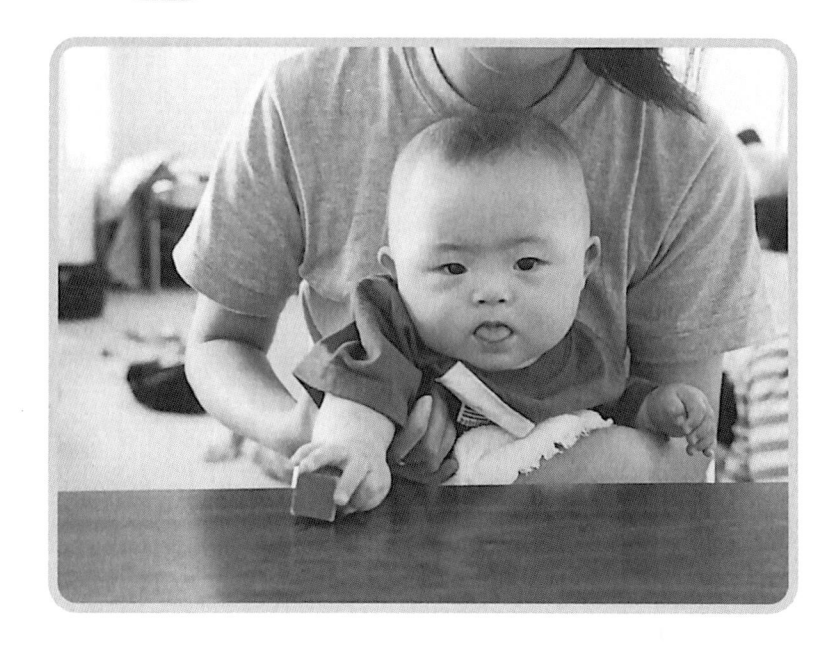

　赤ちゃんの前に赤い積み木を見せると，興奮して手を動かし，偶然触れると，小指側の3本指でかき集めるようにして机に押しつけます．

注：今はまだ，おもちゃを注視していないことに注意しましょう．

レッスン 4-1 おもちゃを注視して触れる（膝上支え）

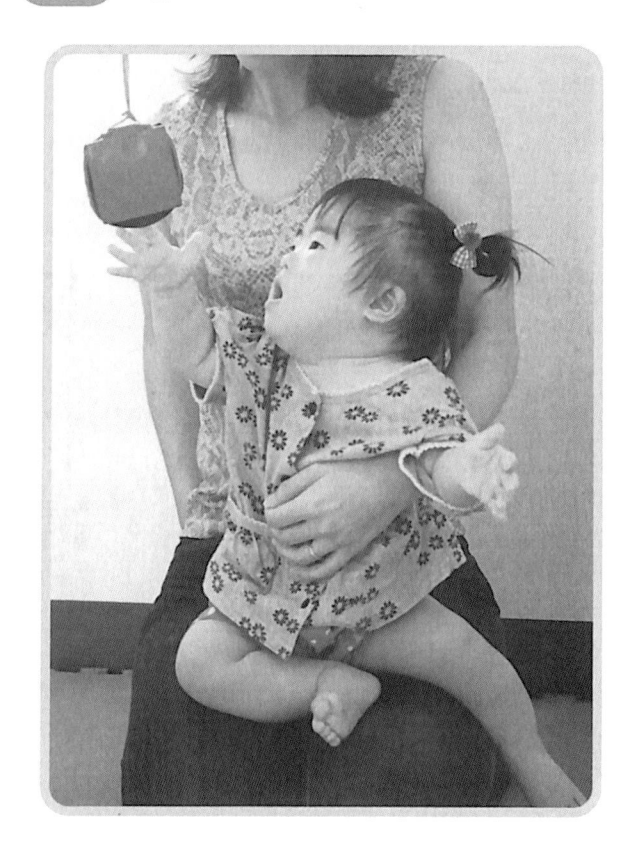

　膝の上で支えて座らせ，前から赤ちゃんの目の高さにおもちゃをつるします．赤ちゃんがおもちゃを見ると，ゆっくり動かし追視ができることを確かめてからおもちゃを静止させると，赤ちゃんはそれをしっかり見つめ，手を伸ばしおもちゃを触ります．

注：ものをつかむために（目的）手を伸ばす（手段）ようになり，目と手の協応ができている状態に達しています．

レッスン 4 -2 積み木をつかむ（膝上支え）

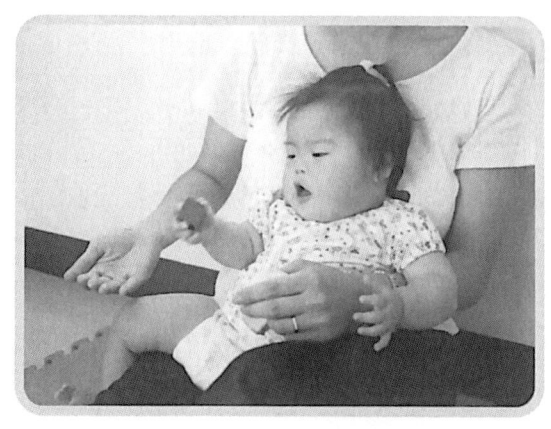

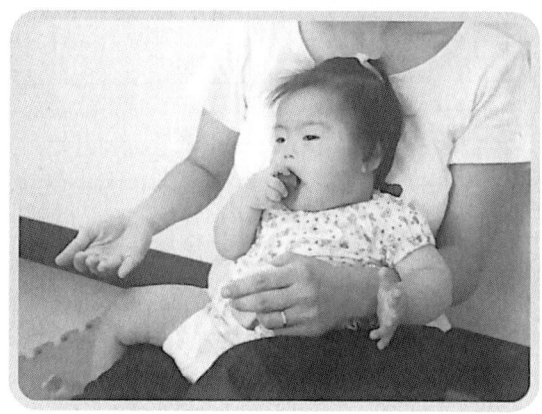

　膝の上に支えて積み木を見せると，手を伸ばしてつかみます．つかんだ積み木を自分で見やすい位置に持ってきて目で見て，それから積み木を口に持っていき，口で感触を楽しみます．

注：目と手の協応ができている状態ですが，つかみ方はぎこちない"わしづかみ"で，親指の対向はまだできていません．

レッスン 5　両手に積み木（膝上支え）

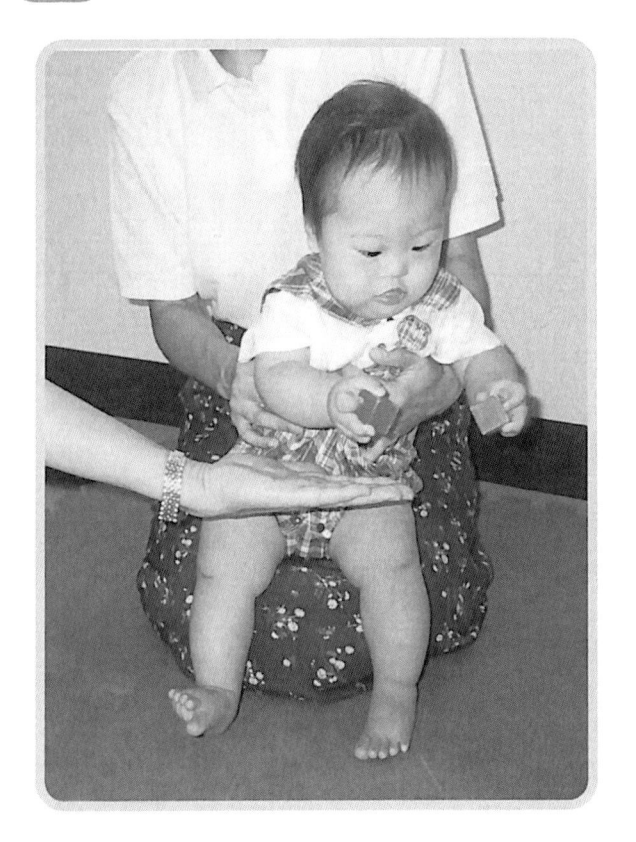

片手に積み木を持っている赤ちゃんに，もう一つ積み木を見せると，空いているほうの手を伸ばしてつかみます．

注：最初は持っていた積み木を無意識に落とし，2つ目の積み木に視線を向けてつかみます．やがて落とさずに両手に持てるようになります．

レッスン 6 両手の積み木を打ち合わす（座位）

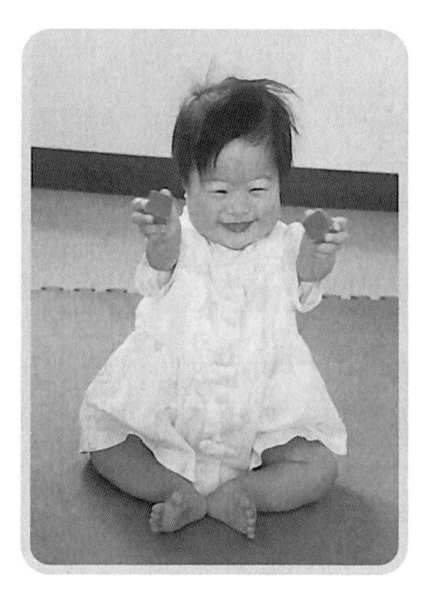

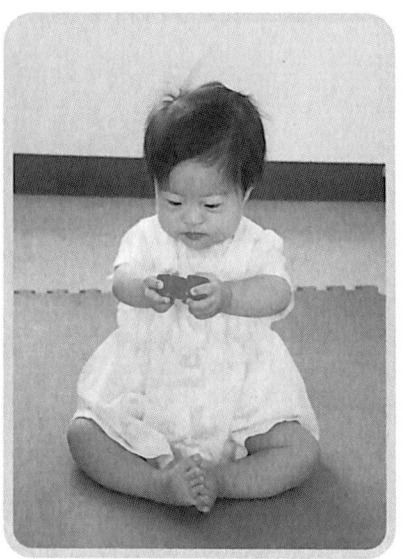

　親指と他の4本指を向き合わせ，手のひらを使わずに持てる（対向把握）ようになると，自発的に両手の積み木を打ち合わせて楽しみます．

注：積み木の対向把握ができるようになると，1個の積み木を持ち換えたり，手渡したりして遊びを広げることができます．

レッスン 7 　積み木をコップから出し入れ（座位）

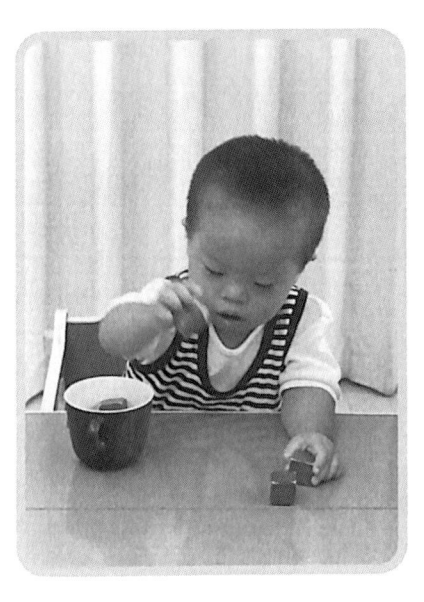

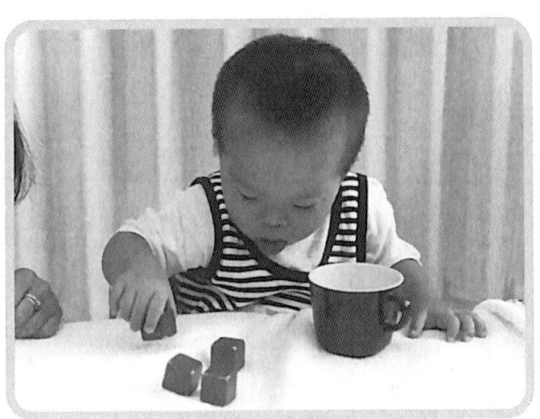

　コップの中の積み木を見せて取り出すように促し，さらに手に持っているときに「ちょうだい」と言って，手から離すように促します．

　今度は，積み木を持っている赤ちゃんの前にコップを見せて積み木を入れるように促します．積み木を容器の上まで持ってきては，離せず持ってかえることを繰り返すうち，容器に入れることができるようになります．"つかむ―離す"が思い通りできるように遊びにとり入れましょう．

注：　"取り出しては投げる"動作が見られたら，投げたもののほうを見るように視線に注意させます．ものを投げる動作を遊びとして十分楽しませるうちに，相手に手渡したり，自分で箱に入れるなど目的のところで"離す"ことができるようになります．

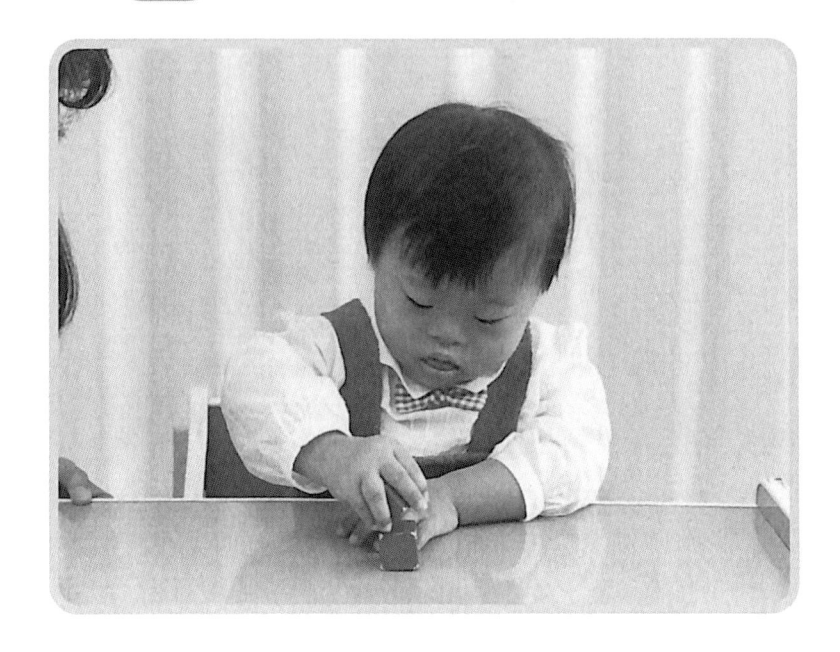

レッスン 8 　積み木を2つ積む（座位）

　"つかむ―離す"が思い通りにできるようになると，積み木などを積み上げ，なにかの形を構成しようとします．

注：指の屈曲，伸展，対向，手首の屈曲，伸展，内転，外転ができたら，手は自由に使えるようになります．

レッスン 9　ボーロつまみ（座位）

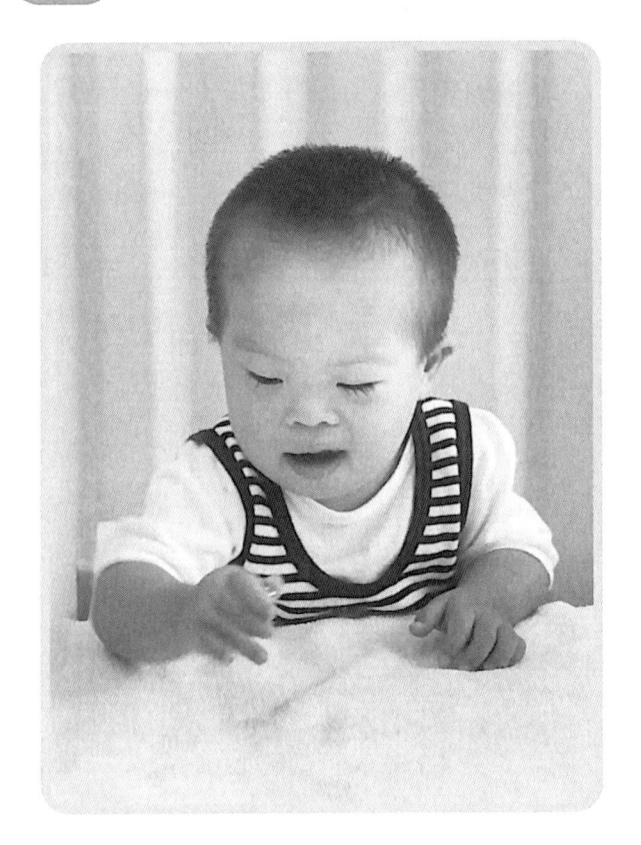

　赤ちゃんの前にボーロ（丸いお菓子）を見せて，「ちょうだい」と言うと，親指と人差し指の指先でつまみ，ピンセットのように持ち上げます．

　親指と他の4本指を対向させ，熊手のようにひっかいて指の腹ではさんでつまむのは，上手とは言えません．

注：何でもつまんで口に入れたがりますから，喉につめるものやタバコなど，危険なものは床や机上に置かないようにしましょう．

参考図書

1) K. グベルト，M. ルイス（山本斌他訳）：赤ちゃん体操．明治図書，1965
2) B. プラデン（緒方安雄訳）：楽しい体操育児法．白揚社，1966
3) 髙口保明：赤ちゃん体操．立風書房，1972
4) NR. フィニー（梶浦一郎監訳）：脳性まひ児の家庭療育．医歯薬出版，1976
5) TGR. バウアー（岡本夏木他訳）：乳児期．ミネルヴァ書房，1980
6) RB. マックコール（二木武監訳）：0・1・2歳児．医歯薬出版，1981
7) A.オーケット（山西みな子監修）：ベビーマッサージ．メディカ出版，1996

関連論文・著書

1) 山口令子，藤田弘子他：ダウン症候群のための「赤ちゃん体操」．大阪市立大学生活科学部紀要25，173-185，1977
2) 藤田弘子：ダウン症乳児の家庭保育―県立病院での実践回顧―．周産期医学13，1063-1067，1983
3) 藤田弘子：ダウン症児の赤ちゃん体操．ブラザー・ジョルダン社，1984
4) 杉田穏子，藤田弘子他：Down症児の追試と把握・操作の発達．大阪市立大学児童・家族相談所紀要3，9-18，1986
5) 藤田弘子：ダウン症児の育児学．同朋舎，1989
6) 藤田弘子：ダウン症候群乳児の療育と育児．小児科臨床43，792-800，1990

IV
からだの発育

1 身体発育曲線とは

　身長と体重の定期測定値は，赤ちゃんのからだの発育状態を知るための貴重な情報源です．保健所では，赤ちゃんの測定値を，母子手帳に示されている発育曲線に記入してくれます．親は，月齢が進むにつれて，次第に標準値からはずれていくのであせりがちになりますが，ダウン症児の標準曲線を基準に比較すれば，落ちついた気持ちで赤ちゃんの発育状態を見つめることができるでしょう．

　次の4つのグラフは，それぞれ兵庫県立塚口病院赤ちゃん体操教室で得た継時測定値（1980～98年）と，大阪養護教育振興会ダウン症児のための幼児教室で得た測定値（1985～98年）に，全日本乳幼児身体発育値（1990年厚生省値）を加えて作成した，ダウン症乳児（出生時～24ヵ月）と幼児（2～6歳）の男女別身長と体重の身体発育曲線です．

　グラフにはそれぞれ実線と破線が3本ずつ引いてあり，実線はダウン症乳幼児の発育曲線，破線は厚生省値です．実線，破線とも，下から10パーセンタイル（小さい人），50パーセンタイル（標準的な人），90パーセンタイル（大きい人）を示す線です．

　グラフで見ると，乳児期においてはダウン症の身長，体重とも，90パーセンタイルが厚生省値の50パーセンタイルにほぼ重なっています．また，50パーセンタイルが厚生省値10パーセンタイルより少し下にあり，ダウン症乳児の半数は，一般よりも小さいことがわかります．

　幼児期においても体重は乳児期と同じ傾向にありますが，身長は90パーセンタイルが10パーセンタイルと重なり，ほとんどの子どもが一般より低身長であることを示しています．

　測定値を継続して発育曲線に記入し，身長と体重のバランスが崩れたり急激な変化が見られるときは，健康に問題がないか診察を受けましょう．

〔藤田弘子他：低身長を伴う先天性疾患の身長発育評価に関する縦断的研究―ダウン症のための成熟度を加味した身長・体重発育基準チャート作製―トヨタ財団1999年度研究助成　より〕

❖ダウン症男児身体発育曲線と計測値

男児身体発育曲線(出生時〜24カ月)

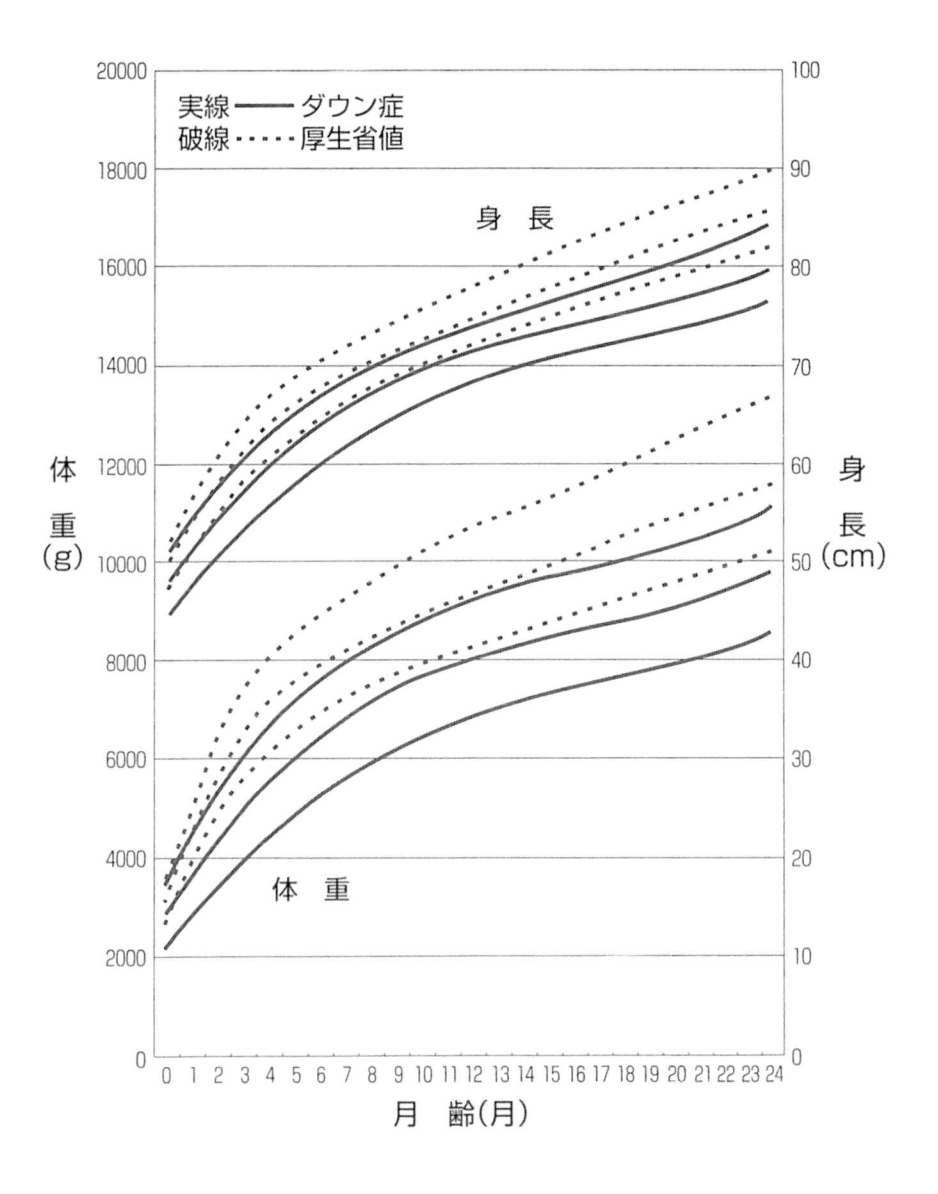

凡例:
実線 —— ダウン症
破線 ‥‥ 厚生省値

ダウン症の計測値:兵庫県立塚口病院小児科赤ちゃん体操教室
(1980〜98年男子247人の継時測定値)
厚生省値:乳幼児の身体発育値—1990年厚生省調査—日本小児保健協会, 1992

男児身体発育曲線（2～6歳）

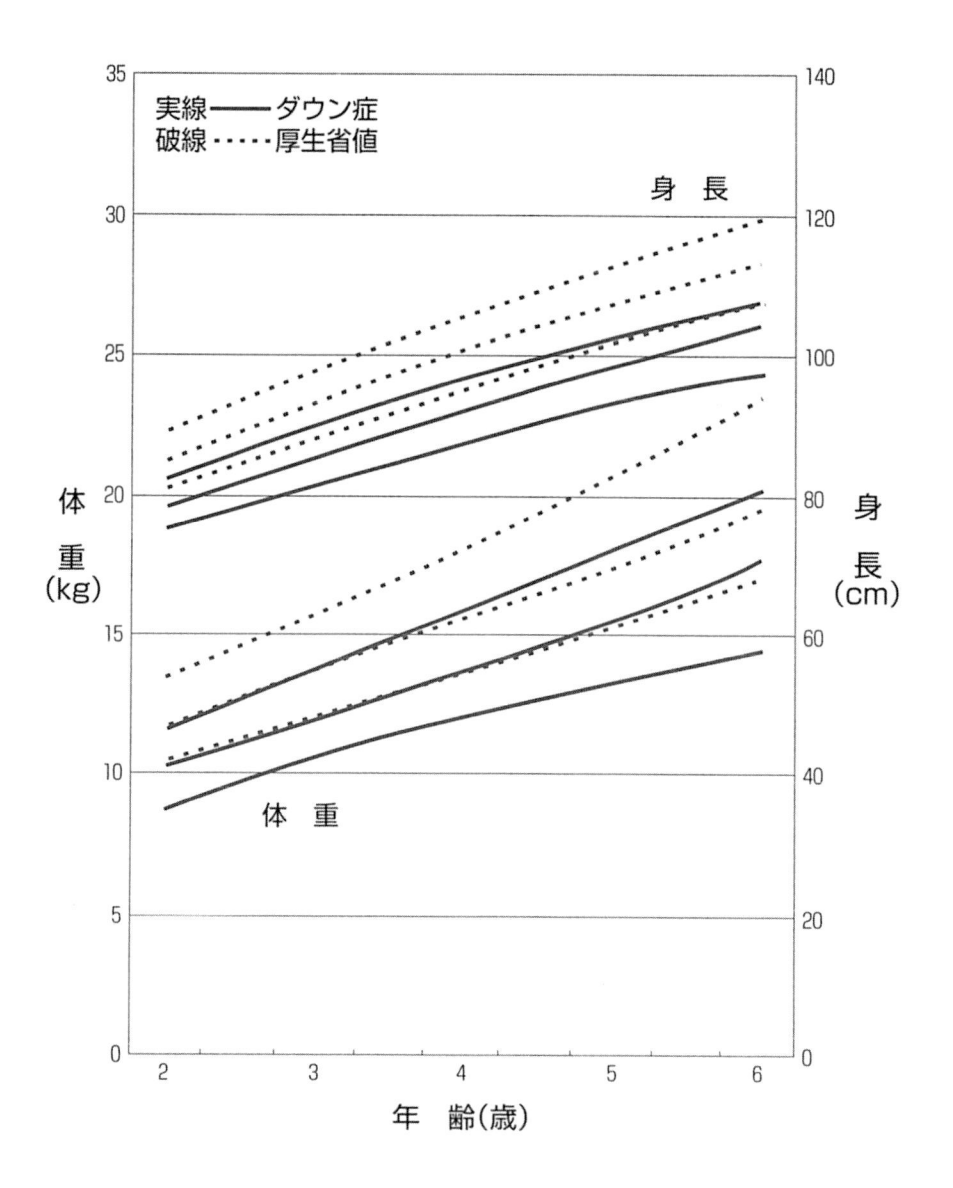

実線——ダウン症
破線……厚生省値

身　長

体　重

体重(kg)

身長(cm)

年　齢(歳)

ダウン症の計測値：大阪養護教育振興会ダウン症児のための幼児教室
（1985～98年男子167人の測定値）
厚生省値：乳幼児の身体発育値—平成1990年厚生省調査—日本小児保健協会，1992

ダウン症乳幼児の身体計測値（男児）

（出生時～24カ月）

月　齢	体　重（g）			身　長（cm）		
	10パーセンタイル値	50パーセンタイル値	90パーセンタイル値	10パーセンタイル値	50パーセンタイル値	90パーセンタイル値
出生時	2148	2800	3340	44.5	47.5	50.0
1	2624	3450	4109	47.5	51.0	54.0
2	3266	4325	5397	50.6	54.0	58.2
3	3964	5067	6156	54.3	57.8	61.0
4	4642	5490	6795	55.5	60.0	63.2
5	4940	6100	7300	58.3	62.3	65.0
6	5300	6380	7800	61.0	63.8	66.5
7	5472	6920	8184	62.2	65.2	68.0
8	5644	7120	8580	63.0	66.5	69.9
9	6040	7315	8675	64.4	67.2	70.6
10	6305	7770	8937	66.5	69.0	72.0
11	6580	7850	9000	66.7	70.0	72.8
12	6760	8000	9128	67.6	70.8	74.0
15	7500	8400	9656	70.9	73.7	76.8
18	7796	8850	10268	72.9	75.8	79.2
21	8312	9200	10484	75.3	77.4	81.4
24	8518	9900	11111	76.7	80.0	84.1

ダウン症の計測値：兵庫県立塚口病院小児科赤ちゃん体操教室
（1980～98年男子247人の継時測定値）

（2～6歳）

年　齢	体　重（kg）			身　長（cm）		
	10パーセンタイル値	50パーセンタイル値	90パーセンタイル値	10パーセンタイル値	50パーセンタイル値	90パーセンタイル値
2.0	8.7	10.3	11.4	75.4	78.4	81.9
2.5	9.8	11.1	12.9	77.7	82.4	86.2
3.0	10.4	12.1	13.5	81.8	85.8	90.7
3.5	11.3	13.0	15.1	85.0	89.2	93.7
4.0	12.1	13.2	15.3	86.6	91.5	94.4
4.5	12.4	14.6	17.2	90.6	95.3	99.8
5.0	13.3	15.6	18.2	93.6	98.2	102.4
5.5	13.8	16.8	19.3	95.1	101.4	105.3
6.0	14.4	17.6	20.1	97.4	103.8	107.0

ダウン症の計測値：大阪養護教育振興会ダウン症児のための幼児教室
（1985～98年男子167人測定値）

❖ ダウン症女児身体発育曲線と計測値

女児身体発育曲線（出生時～24カ月）

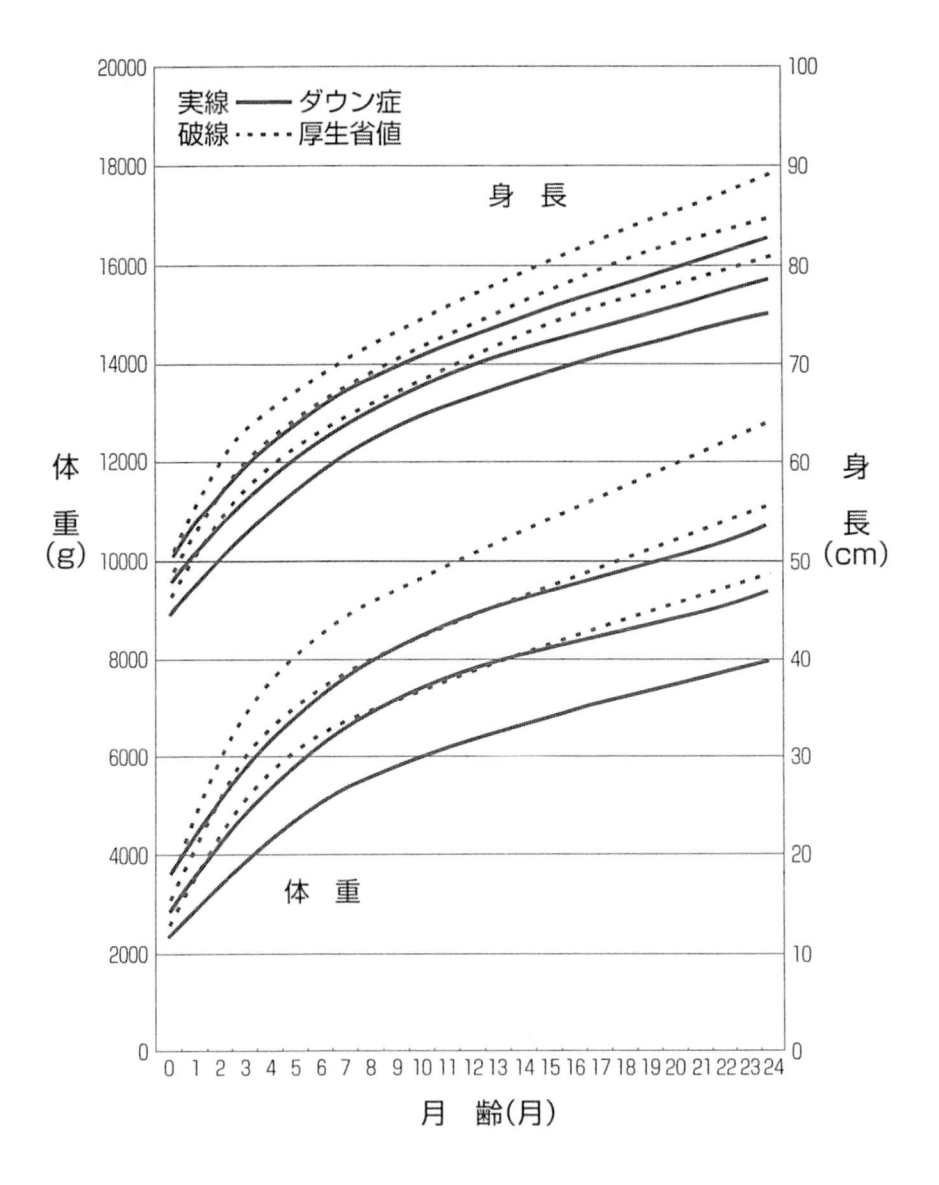

実線 —— ダウン症
破線 ⋯⋯ 厚生省値

身　長

体重(g)

身長(cm)

体　重

月　齢(月)

ダウン症の計測値：兵庫県立塚口病院小児科赤ちゃん体操教室
（1980～98年女子201人の継時測定値）
厚生省値：乳幼児の身体発育値―1990年厚生省調査―日本小児保健協会，1992

女児身体発育曲線（2～6歳）

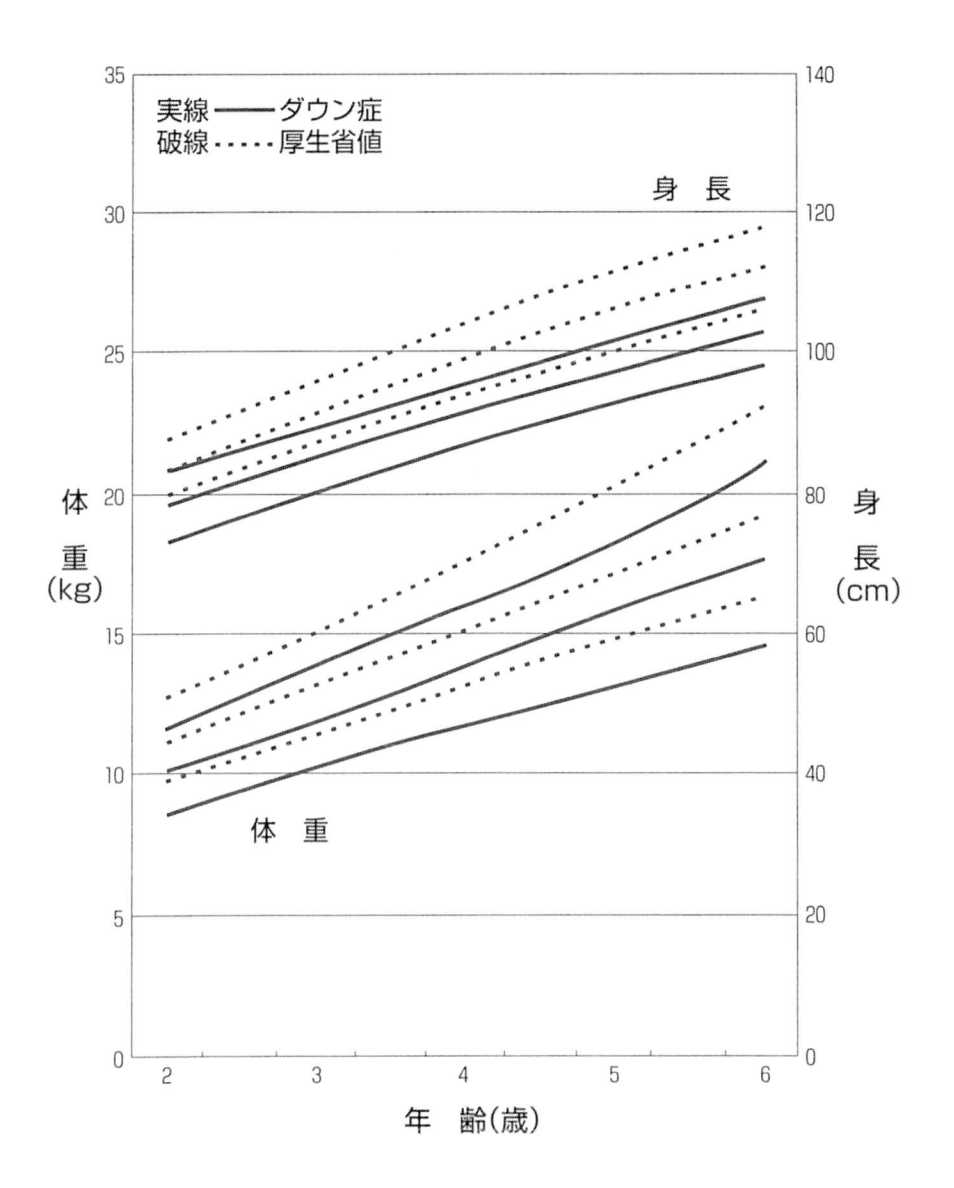

ダウン症の計測値：大阪養護教育振興会ダウン症児のための幼児教室
（1985～98年女子166人の測定値）
厚生省値：乳幼児の身体発育値―平成1990年厚生省調査―日本小児保健協会，1992

ダウン症乳幼児の身体計測値（女児）

（出生時～24カ月）

月齢	体重(g)			身長(cm)		
	10パーセンタイル値	50パーセンタイル値	90パーセンタイル値	10パーセンタイル値	50パーセンタイル値	90パーセンタイル値
出生時	2288	2827	3374	44.2	47.0	50.0
1	2665	3485	4204	47.6	51.0	54.0
2	3388	4115	5082	50.3	54.0	56.9
3	3800	4780	5794	54.5	56.7	60.3
4	4206	5390	6495	55.7	58.9	61.9
5	4803	5950	6970	57.9	61.0	64.1
6	5136	6280	7456	59.8	62.1	65.4
7	5325	6545	7550	59.9	63.4	67.3
8	5404	6790	7954	62.0	64.8	68.5
9	5452	7006	8220	63.3	65.9	69.5
10	5500	7223	8300	64.5	67.8	70.9
11	5950	7480	8498	65.4	68.5	72.0
12	6245	7575	8750	66.9	70.0	72.6
15	6570	8190	9170	68.7	71.3	75.0
18	7170	8550	9972	72.0	74.1	77.5
21	7734	9075	10034	73.3	75.8	80.5
24	7955	9425	10213	74.6	77.9	82.1

ダウン症の計測値：兵庫県立塚口病院小児科赤ちゃん体操教室
（1980～98年女子201人の継時測定値）

（2～6歳）

年齢	体重(kg)			身長(cm)		
	10パーセンタイル値	50パーセンタイル値	90パーセンタイル値	10パーセンタイル値	50パーセンタイル値	90パーセンタイル値
2.0	8.4	10.0	11.6	73.3	78.6	82.8
2.5	9.8	11.0	12.7	77.0	81.5	87.0
3.0	10.2	11.8	13.9	80.1	85.3	88.8
3.5	10.6	12.9	15.0	84.4	88.6	92.5
4.0	11.9	14.0	15.9	86.8	91.8	95.2
4.5	12.4	14.6	17.0	90.8	94.9	99.7
5.0	13.3	15.9	18.6	93.3	97.1	101.9
5.5	13.9	17.1	19.2	94.7	100.3	104.6
6.0	14.6	17.6	21.3	98.7	103.0	107.6

ダウン症の計測値：大阪養護教育振興会ダウン児のための幼児教室
（1985～98年女子166人測定値）

V

染色体異常の医学

1 染色体異常は染色体不分離で起こります

　染色体は生物の種類によって数や形が一定し，人は46本の染色体を持っています．ただ，思春期以降につくられる卵子（22＋X）と精子（22＋YかX）だけが半数の23本になります．卵子と精子が合体し，再び46本になって両親の遺伝形質を受けついだ受精卵が，分裂増殖して赤ちゃんへと成長します．

　ダウン症は21番染色体が3本あり，すべての細胞に47本の染色体が存在します．両親の染色体は46本なのに，余分の染色体はどこから来たのでしょうか．それは，卵子あるいは精子がつくられるときに〈染色体不分離〉が起こり，染色体数の過剰な卵子（精子）ができたためで，余分の染色体も親からもらったものです（図1）．

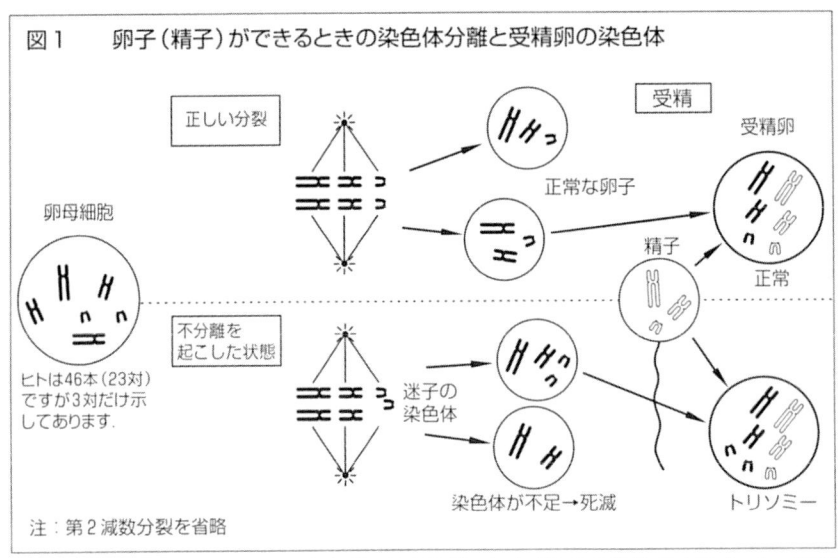

図1　卵子（精子）ができるときの染色体分離と受精卵の染色体

障害乳児研究会編：障害乳児のための染色体異常ガイドブック．1982

2 染色体異常はなぜ起こるのでしょう

　夫も妻も高年齢になると，染色体異常児の出生率が高くなります．とくに，母年齢と〈染色体不分離〉が一定の割合で起こることは，統計的に証明されています．

　染色体数の異常は，13，18，21番と性染色体X，Yに一定の割合で発生しています．その他の染色体では，染色体の一部分が欠けたり，重複したりなどの〈構造異常〉を伴い，数の異常とは起源が異なって遺伝性の高い状況があります．

　ダウン症の場合，若いお母さんには，1,000のお産に一人の割合で生まれるのに対して，35〜39歳になると1/300，40〜44歳では1/100の割合，45歳以上では1/50になります．

　染色体異常は，人々が気付かないところでも見出されています．妊娠初期の自然流産はよくあることですが，妊娠2〜3カ月の流産胎児の約半数に染色体異常が見つかっています．統計によると，20回の妊娠に1回（5％）の染色体異常が起こると推定されます．そのなかで重荷に堪えて生まれてくる赤ちゃんは10人に一人にすぎません．生まれ育った赤ちゃんは，とても辛抱強い努力家なのです．ひょっとしたら，人間社会の知識偏重，自然破壊をいましめるためにやってきた，自然界からの使徒なのかもしれません．

　以上のことからわかるように，染色体異常の出現は，すべての人に起こりうる可能性をはらんでいます．からだの内部環境をはじめ，放射能，公害，投薬，など外部の危険に暴露されることが間接的な要因であるのかもしれません．

3 ダウン症の染色体診断—標準型21トリソミーと転座型21トリソミー

　近年，出産に立ち会った産婦人科医によって，顔の特徴や筋緊張の弱

いことから，ダウン症と気付かれる割合が多くなっています．また，呼吸器系や循環器系，消化器系の合併症のため，即日，治療が必要なことも少なくありません．その時点で染色体検査の必要を話され，検査の結果は小児科医から聞かされるのが一般の状況だと推察します．その際，染色体異常のタイプを聞いておくことが大切です．できれば，家族のためにも染色体核板（分析写真）のコピーをもらっておくことをおすすめします．

上に述べた症状に変わりはありませんが，染色体からみると3つのタイプがあり，標準型（全体の95％），モザイク型（1～2％），転座型（3～4％）に分けられます（図2，3）．

①標準型およびモザイク型

どちらも21番染色体が3本並ぶ47染色体構成で，突然変異による〈染色体不分離〉で起こります．モザイク型は，細胞の一部に正常染色体が混じっている場合を言い，症状が軽く，幼児期になってから気付かれることもあります．

②転座型

3本の21番染色体の一つが他の染色体（13，14，15，21，22のどれか一つ）に転座するため，染色体数が46本になります．このタイプの場合，半数は受精卵に起こった突然変異ですが，半数は転座染色体を親から受けついでいます．親（保因者）の染色体数は45本ですが，染色体の量は正常であり，転座による症状はありません．親の染色体検査で上記のいずれであるかわかりますが，夫婦のどちらかが保因者とわかった場合，家族に波及する問題も含め，正しい理解と家族を視野に入れたカウンセリングが望ましく，専門医による遺伝相談を受けるのが適当です．

図2　ダウン症候群の部分核型2種と転座保因者核型

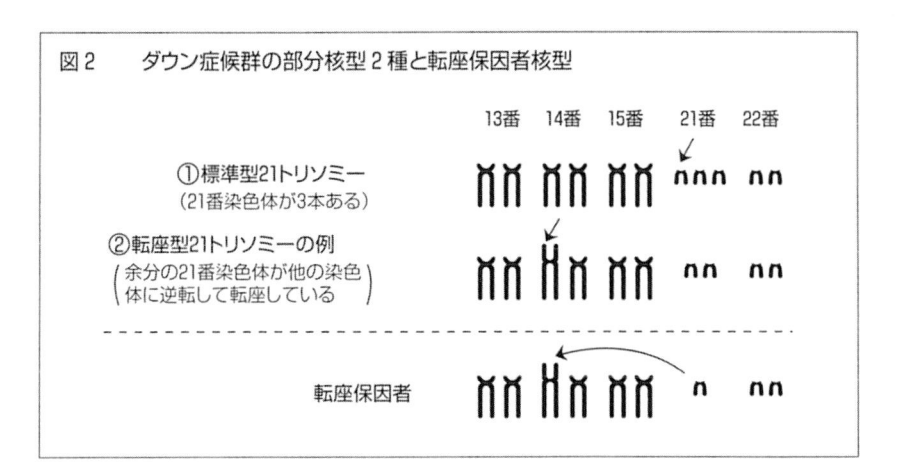

　　　　　　　　　　　　　　　　13番　14番　15番　21番　22番

①標準型21トリソミー
（21番染色体が3本ある）

②転座型21トリソミーの例
（余分の21番染色体が他の染色体に逆転して転座している）

転座保因者

図3　ダウン症男子の染色体核型　47, XY, +21

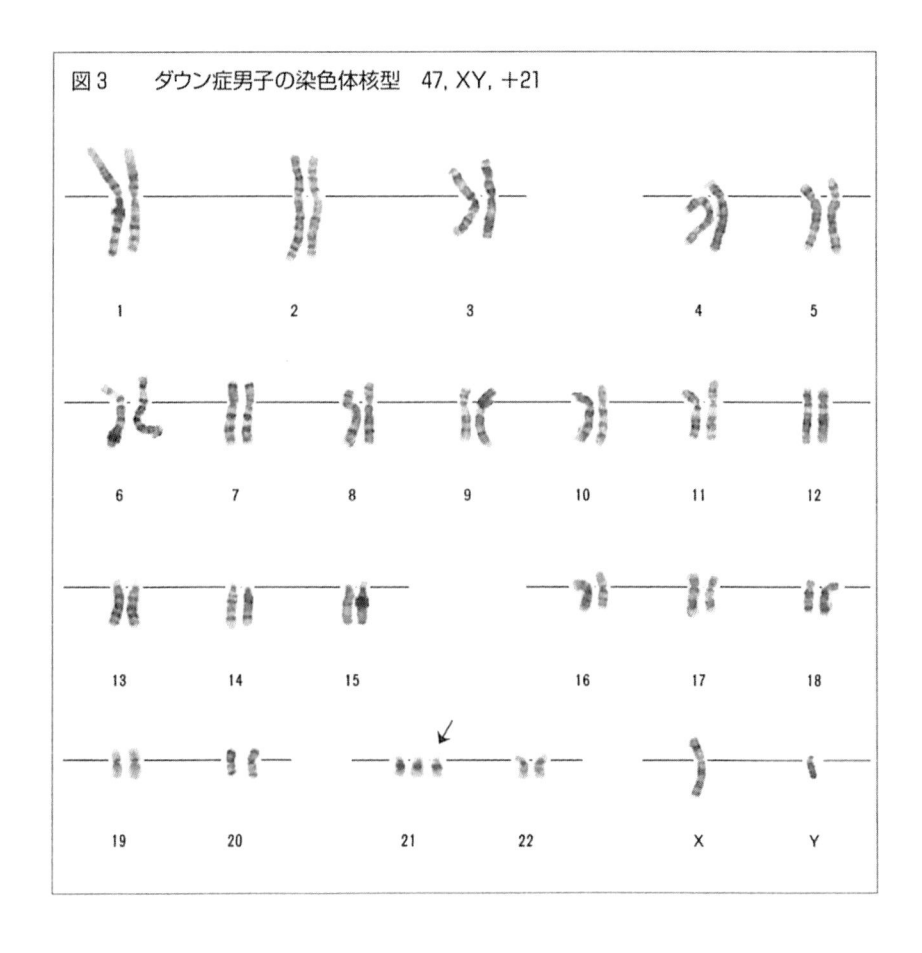

関連論文

1) A survey on maternal age and karyotype in Down's syndrome in Japan, 1947-1975. Matsunaga E., Fujita H. Hum Genet 37, 221-230, 1977
2) 藤田弘子：最近10年間の関西地区におけるダウン症の疫学的研究．臨床遺伝研究1, 246-256, 1980
3) 藤田弘子他：障害乳児のための染色体異常ガイドブック．障害乳児研究会編, 1982
4) 藤田弘子：ダウン症の遺伝相談．生活教育10, 28-36, 1986
5) 藤田弘子：ダウン症の療育と遺伝相談．臨床遺伝研究10, 86-89, 1989

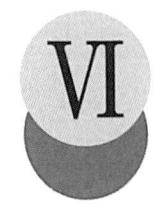

VI
ダウン症児を家族に迎えて

1 ダウン症の赤ちゃんが生まれた

あのとき，あなた方ご夫婦もきっと，元気な赤ちゃんが生まれてくるのを待ち望んでおられたことでしょう．でも，あなたと腕の中にいる赤ちゃんとの出会いは，思いがけない幕開けとなりました．ダウン症児の親となって，あなたが最初に考えたことは，「なぜ，どうして私たちに？」ということだけだったでしょう．

この危機を乗り越える転機は，弱々しいながらも家族を慕う赤ちゃんの笑顔にあります．笑顔が結ぶ親子の絆が，世間の常識的な障害者観を変えていく原動力になるはずです．

幸いにも「赤ちゃん体操教室」でお会いしたほとんどのご夫婦が，最初の「ショック」からは，想像もつかないほどに自らを変革し，子どものためにはなにものにも負けないたくましい親に成長される姿に圧倒させられます．

「ショック」から「受容」へ

10数年前になりますが，北国から「赤ちゃん体操教室」に通われたM子のご両親が，その都度，思いのままをカウンセラーに話してくださったことがありました．若いご夫婦が初めて経験された出産でもあり，そのショックは測りしれないものがありました．しかし，客観的に自分と家族をよく見つめ，1年余りで，なくてはならない家族の一員として赤ちゃんを受容し，さらにご自分の地域を障害児が住み良いところへ変革するべく，専門家も巻き込んだ前向きの行動をされました．カウンセラーが分析したこの母親の心の軌跡を，以下のような要約で私なりに紹介させていただきます．

2 M子の母親がたどった心の軌跡

〈第1段階〉　誕生から3カ月頃まで（母親の葛藤）

・M子が生まれ，ダウン症と聞かされたとき，M子がかわいいと思わなかった．障害児の母になる自分がかわいそうと思ったから……．夫も正直に「自分もそうだ」と話してくれたし．でも，そのとき自分の心が余りにも情けなくて，泣いて泣いて．（他方で人として，障害児を排除する自分をとがめて……．）

・ミルクを飲まないときは，M子を誰かにあげたいという気持ちにまでなりましたからね．

〈第2段階〉　4カ月から1歳2カ月（母子の世界）

・それからしばらくして，「自分は全然かわいそうじゃない」，むしろいつのまにかM子が自分になついたり，人見知りして私に手を出したりすると，「私って幸せなんだな」と思うようになってきました．

・F市（親子が住んでいる市）にいては，「遅れちゃう，もっと磨きをかけて」と思って，教室（片道3時間かかる）にやってきました．その頃の私は，自信に満ちていました．たとえば，親の会に行って「この子はお座りができるんです」と言えば，「すごい」とほめてくれるんです．うちは夫婦円満でいいとか……．

〈第3段階〉　1歳3カ月現在（自分自身の問題性に気付く）

・ある日，疑問が沸いてきたんです，私．教育ママになることが果たして良いことかって．はいはいができるようにとか，そういうことばかり頭にあって，M子は私になにをして欲しいのか全然わからなくて，先生や友達にほめてもらうことばかり期待して体操やっていたんですね．

・だから，この間ガーンときました．何かモアモアッとこみ上げてきて，自分だけが「教室」に来て救われているってことに気付いたし，F市

の友達と力を合わせて盛り上げていく，そのなかでM子を育てていってやりたい．そのことの方が大事なんじゃないかなって……．
・よその子と比べ優越感を味わって，自分は幸せと思ったときもあったけど，今は違うんです．家族3人でご飯食べていて，思わず「幸せだね」と，「普通の家庭で幸せだなあ」と思うようになっています．
・夫は，障害児とか考えずに遊んでくれている．そういう心を，自分は忘れていたなと思って……，夫の行動を見て悟ったのかもしれません．

　今日が最後という日，M子の母親は，F市に親子教室をつくる計画で保健婦さんらを「教室」見学のため案内してきました．

3 障害児受容の道筋

　障害者に対する人々の態度は，たしかに年々おおらかになってきたのを感じます．10年前と今では，はじめて「赤ちゃん体操教室」にこられる親の表情にも明らかな変化が見られます．福祉政策の進歩，出産に立ち会う医療関係者の心情にも，こまやかさが増したためでしょう．たしかに障害児出産のショックは幾分緩和されていると考えます．

　しかし，当事者にとっては，〈第2段階〉さらに〈第3段階〉へと発展できてこそ，障害児の真の受容に到達することになります．（注：ここで言う真の受容とは障害児を対等の人間として，つき合うことのできる心の状態を指しています．）

　M子の母親で見てきたように，〈第2段階〉に到達するためには，母子愛着の絆が結ばれなければなりません．それには家族の支援はもとより，育児不安を解消できる専門家の援助が必要です．さらに親は，自分自身を省みる心の余裕ができたときに，子どもに対してのみならず，社会に対しても，より積極的な関わりを願うようになり，〈第3段階〉へと向かいます．それには家族や専門家に加え，ダウン症児を育てる先輩

や同輩の交流が不可欠です．現在，親の会などを通してサポートシステムが広がりつつあるのは，喜ばしいことです．

　医療関係においても，さまざまな専門医による積極的な治療がすすめられるようになってきました．今一つ望まれることは，予防的なことも含め，発達援助の積極的な支援ではないかと思います．小児科や保健所での支えが，親の障害児受容の原動力になるに違いありません．では再び，M子の母親をモデルに，親の障害児受容の道筋を表にまとめます．

心の軌跡	母の想い	社会の壁	転換点	課題
〈第1段階〉葛藤	自分がかわいそう／子どもを拒否	障害児差別／病弱で育てにくい	母を慕う子どもの笑顔／自分の問題に気付く	母と子の絆を結ぶ
〈第2段階〉母子共生	母親を自覚／子どもの一部しか見えない	教育ママ／重い障害児と比較し優越感		障害から目をそらさない
〈第3段階〉家族として受容	子どものあるがままをいとおしむ／障害児家族に親近感を持つ／地域に根ざした生活を望む			社会の壁を乗り越える

藤田弘子編：ダウン症児の育児学　3章　親の障害児受容過程　要田洋江．同朋舎，1989より改変

『ようこそダウン症の赤ちゃん』（日本ダウン症協会編：三省堂，1999）という本に，ダウン症の子どもがいる100家族が，各々の生活ぶりを書いておられます．これを読むと，皆さんが"ダウン症の人と暮らすのは楽しい"と思っておられることがよくわかります．あなたもきっと，楽しい家族の仲間入りをされに違いありません．一日も早くそうなっていただくことが，この本の目指すところなのです．

あとがき

　1959年，フランスでダウン症者の血液細胞に余分な21番染色体（21トリソミー）が発見され，さらに欧米日各国の追認により，人にも染色体異常の起こることがはじめて確認されました．これが，それまで原因のわからなかった発達障害や白血病，癌など各種難病の原因究明に糸口を与え，さらに，今日の目覚しい遺伝医学に発展するまでになりました．

　今世紀前半，欧米では，ダウン症と診断されると，医療や教育的配慮がほとんどない劣悪な状態の施設に収容するのが一般的で，幼少時でも家族とともに生活する子どもは，ごく少数であったと記されています．また当時の日本でも，障害児の子育てに公的援助はなく，医療はもとより義務教育からも閉め出されていました．

　1960年代に入り人権擁護の意識が高揚してきた米国でも，障害児を義務教育の対象とする法律が定められるまでに，10年もの歳月を要し，全障害児教育法により，すべての障害児に普通の環境で無償の公教育を受ける権利が保障されるようになったのは，75年になってからのことでした．日本でも，47年の児童福祉法に基づく障害者収容施設の設置に始まり，79年には，すべての障害児に教育権を認める「全学童就学義務制」が立法化されました．就学前児童に対しては，知的障害児の早期発見，早期治療として，77年の先天性代謝異常新生児マス・スクリーニングが医学界に大きな関心を呼びましたが，診断が薬物などによる治療と直結しない知的障害児は，その後も医療とは無縁の存在でした．

　そうした状況のなかで，それより10年も早く，大阪の梶浦一郎先生（整形外科医）は，リハビリテーションの考えを早期療育に導入し，脳性麻痺乳幼児の治療に専念，わが国での先駆者として早期療育の基礎を固められました．やがて，その早期療育の有用性が行政でも認識され，1980年代から現在も医療と療育を備える総合療育センターが，各県で設立，あるいは構想されています．21世紀が，障害も個性としてプラ

ス志向に受けとめる度量の大きい社会に発展することを期待します．

　次に，半生をかけて関わってきた「ダウン症児の赤ちゃん体操」への思い入れを，私の人生の歩みと照らして述べさせていただきますが，なによりも，大阪府立女子大学において，日本で初めて開設された社会福祉学科の一期生だった私の体験が，この仕事の発想の根底にあるのを痛感しています．当時，福祉とは何か，議論は白熱しましたが，実体はなく，各自がそれぞれ実践により道を開かねばならない状況でした．

　卒業後，私はUターンして医学部に学び，医学の世界で子どもの福祉をテーマにしたいと夢を描きました．医者になったはずの私に与えられた職場は，大阪市立大学の生活科学部児童保健学講座で，心理，教育，福祉の専門家と協力して教育・研究に当たることでした．研究テーマを求めて校医の助手を買ってでた養護学校では，ダウン症児が生徒の20％を占め，その他大半は原因不明とされていました．その頃（1963年），雑誌『内科：染色体異常特集』を読んではじめて，ダウン症に染色体異常のあることを認識した私は，自分の仕事はこれだと決め，2年越しでようやく染色体分析技術をものにしたのでした．

　そして，病弱な乳幼児が多かったため，病院で染色体診断のできることを願って，尊敬する先輩小児科医，伊藤忠先生のおられた兵庫県立塚口病院にお願いし，1970年秋から，染色体検査室，心理相談室を設置した日本ではじめての公立病院に所属する「染色体外来」を，完璧な形で開くことができました．しかし，しばらくすると親たちは育児の難しさを私に投げかけ，診断だけでは済まされない状況になりました．交流会を重ねた末，勤務大学で育児研究会を持つことになり，10数組の親子が3年間にわたって毎月通学して得られた成果が，「ダウン症児の赤ちゃん体操」の基礎を生み出したのです．このとき私にダウン症の早期療育に確信を与えてくれたのは，先に述べた梶浦一郎先生の脳性麻痺児に対する療育の考えでした．私たちも，赤ちゃん体操をした子どもの目覚しい成長，とりわけ，これまで見られなかった豊かな感情表現に目を

見張るとともに，親の子どもに対する愛情に大きな変化をもたらしたことに深く感動させられました．的確なケアが必要なことは言うまでもありませんが，さらに仲間を見つけるきっかけを作ってあげること，そして第三者が寄り添う心のケアが効果を高めると実感しました．

1975年，塚口病院で『さあ，赤ちゃん体操をはじめましょう』の冊子をつくっていただき，院内〈赤ちゃん体操教室〉が発足しました．これがテレビのニュースや，新聞の記事になったため，遠方からも冊子を希望する手紙が届き，またたくまに版を重ね，嬉しい悲鳴をあげました．その後，内容は『ダウン症児の赤ちゃん体操』（ブラザー・ジョルダン社，1984），『ダウン症児の育児学』（同朋舎，1989）と改善を重ねて充実し，このたび，本書をメディカ出版から発刊していただく運びとなりました．以前使用した写真も再録していますが，〈感覚運動〉を新しくプログラム化して幅を広げたり，教室に参加した赤ちゃんの身体計測値を統計処理し，ダウン症児のための身体発育曲線も加えるなど，変更した部分も多くなりました．「Ⅵ　ダウン症児を家族に迎えて」では，大阪市立大学在職時代の同僚たちと"障害乳児研究会"から発行した冊子『障害乳児のための染色体異常ガイドブック』が下敷きになっていることをここに明記し，ご支援に深謝いたします．

医療に福祉を求め40年「その道なお遠し」ですが，多くの人々に支えられたその道がこれからの医療の本道になることを願ってやみません．

塚口病院院長の平尾敬男先生，小児科部長の垣内敏孝先生はじめ，小児科スタッフの皆様が，私に与えてくださった数々のご厚意に深謝いたします．また，メディカ出版の小澤亜紀子さんをはじめ，お世話になった皆様へも，心からお礼申し上げます．

最後に，終始，優しい理解を示してくれた家族のおかげで存分に仕事に取り組めた幸せを感謝しつつ．

2000年9月

著者　藤田　弘子

著者略歴

藤田　弘子　ふじた　ひろこ

1930年　大阪で生まれる
1953年　大阪府立女子大学文学部社会福祉学科卒
1959年　大阪市立大学医学部卒
1962年　京都大学医学部小児科医局に所属
　同　　大阪市立大学生活科学部児童学科勤務
1969年　医学博士（大阪大学）
1994年　大阪市立大学生活科学部人間福祉学科教授退職
1994～2007年　（株）三菱化学BCL顧問（人類遺伝学染色体関係）

《現在の活動》
兵庫県立塚口病院小児科　染色体外来（1970年開設～）
　　　同上　　　　ダウン症児の赤ちゃん体操教室（1976年開設～）
Nominated to a member "Who's Who in the World" MARQUIS WHO'S WHO（2000年～）
ダウン症療育研究会幹事（2006年開設～）

《関連著書，DVD》
"ダウン症候群のための赤ちゃん体操"，大阪市立大学生活科学部紀要22，173-85，1977年
『染色体異常アトラス』（編著）1981年，南江堂
『新　染色体異常アトラス』（編著）1997年，南江堂
『ダウン症児の赤ちゃん体操』1984年，ブラザー・ジョルダン社：同改訂版2000，メディカ出版（本書）
『ダウン症児の育児学』1989年，同朋舎
『自立するダウン症児たち』（翻訳）1991年，メディカ出版
"ダウン症候群の自然成長―出生から18歳の身長・体重縦断的成長曲線"，小児保健研究62，392-401，2003年
DVD『ダウン症児の赤ちゃん体操2003』（改訂版2008年）
『ダウン症児すこやかノート』2006年，メディカ出版

《英語版Video（NTSC or PAL）and DVD, 2004, and the book, 1984》
Fitness Exercises for the Baby with Down Syndrome : Narration in English By Ms. Satsuki Miwa

《赤ちゃん体操に関するホームページ》
近畿大学医学部小児科学教室　ダウン症療育研究会
　http://www.med.kindai.ac.jp/pedi/submenu/down.html
兵庫県立尼崎総合医療センター　小児科　ダウン症児の赤ちゃん体操教室
　尼崎市東難波町2丁目17番77号　（代表TEL）06-6480-7000

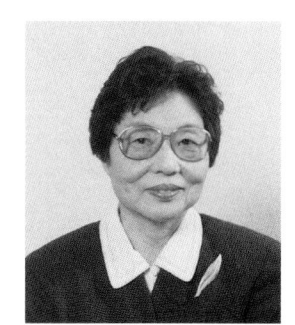

本書は1984年にブラザー・ジョルダン社より出版された『ダウン症児の赤ちゃん体操』を改訂したものです

ダウン症児の赤ちゃん体操－親子で楽しむふれあいケア

2000年10月31日発行　第1版第1刷
2024年10月10日発行　第1版第17刷

著　者　藤田　弘子
発行者　長谷川　翔
発行所　株式会社メディカ出版
　　　　〒532-8588
　　　　大阪市淀川区宮原3-4-30
　　　　ニッセイ新大阪ビル16F
　　　　http://www.medica.co.jp/
編集担当　小澤亜紀子
装　　幀　森本良成／ニガキケイコ
本文イラスト　森田博子
印刷・製本　株式会社NPCコーポレーション

Ⓒ Hiroko FUJITA, 2000

本書の複製権・翻訳権・翻案権・上映権・譲渡権・公衆送信権（送信可能化権を含む）は、（株）メディカ出版が保有します。

ISBN978-4-89573-412-7　　　　Printed and bound in Japan

当社出版物に関する各種お問い合わせ先（受付時間：平日9：00〜17：00）
●編集内容については、編集局 06-6398-5048
●ご注文・不良品（乱丁・落丁）については、お客様センター 0120-276-115